专家教你应对

结直肠癌

宋永春　党诚学　编著

人民卫生出版社
·北京·

图书在版编目（CIP）数据

专家教你应对结直肠癌 / 宋永春，党诚学编著. ——
北京：人民卫生出版社，2024.3（2025.5重印）
ISBN 978-7-117-36133-0

Ⅰ.①专⋯ Ⅱ.①宋⋯ ②党⋯ Ⅲ.①结肠癌 – 诊疗
②直肠癌 – 诊疗 Ⅳ.①R735.3

中国国家版本馆 CIP 数据核字（2024）第 061293 号

| 人卫智网 | www.ipmph.com | 医学教育、学术、考试、健康，购书智慧智能综合服务平台 |
| 人卫官网 | www.pmph.com | 人卫官方资讯发布平台 |

专家教你应对结直肠癌
Zhuanjia Jiaoni Yingdui Jiezhichang'ai

编　　著：宋永春　党诚学
出版发行：人民卫生出版社（中继线 010-59780011）
地　　址：北京市朝阳区潘家园南里 19 号
邮　　编：100021
E - mail：pmph @ pmph.com
购书热线：010-59787592　010-59787584　010-65264830
印　　刷：北京盛通数码印刷有限公司
经　　销：新华书店
开　　本：710 × 1000　1/16　印张：8.5
字　　数：152 千字
版　　次：2024 年 3 月第 1 版
印　　次：2025 年 5 月第 2 次印刷
标准书号：ISBN 978-7-117-36133-0
定　　价：46.00 元

打击盗版举报电话：010-59787491　E-mail：WQ @ pmph.com
质量问题联系电话：010-59787234　E-mail：zhiliang @ pmph.com
数字融合服务电话：4001118166　E-mail：zengzhi @ pmph.com

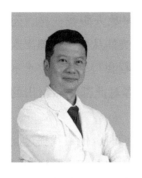

宋永春，毕业于西安交通大学医学部，肿瘤学博士，曾在美国乔治·华盛顿大学作为高级访问学者，博士后经历。现就职于西安交通大学第一附属医院肿瘤外科，副主任医师，肿瘤学硕士研究生导师。担任中国医师协会外科医师分会经肛腔镜外科专家工作组专家委员，陕西省医师协会结直肠肿瘤专业委员会总干事，陕西省抗癌协会肿瘤微创治疗委员会副主任委员等。专业方向为结直肠癌的预防、诊断、外科治疗及康复，长期热衷于结直肠癌及肿瘤相关的科普工作，被陕西省医师协会评为 2022 年度"优秀科普会员医师"。

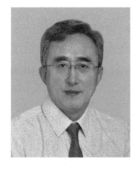

党诚学，1986 年毕业于白求恩医科大学，1996 年获西安交通大学外科学硕士、博士学位，主任医师，国家二级教授，西安交通大学第一附属医院肿瘤外科主任。担任中国医师协会结直肠肿瘤专业委员会常务委员，中国医药教育协会消化道疾病专业委会常务委员，陕西省外科学会副主任委员等。获西安交通大学医学部"医学名师"和"医学名医"称号，已培养博士和硕士研究生 80 余名。

2024 年甲辰龙年上元节这一天，我想多数人跟我一样，还处在春节假期松弛慵懒的状态中。一大早，突然从微信里弹出永春的节日问候，同时附上了他的科普大作，嘱我写个序。再看本书成稿时间，竟是大年初一，可想而知永春对此部作品付出的心血！

　　猛然回想起来，大概是在一年前一次见面时，他跟我提过此事，说是在临床工作中，经常碰到患者和家属缺乏结直肠癌相关知识导致病急乱投医的事情，因此决定要写一本关于肠癌的科普书籍，让病友少走弯路，能够得到及时正确的救治。后来从业内同行口中得知，这些年来永春一直坚持不懈地从事科普工作，帮助了相当多的患者。我想，我要向永春学习，这不就是自己一直想做的事吗！

　　我仔细阅读了全书，内容不可谓不详尽，囊括了结直肠癌从预防到康复的全过程。尤其难得的是，本书用简洁明了的话语，将晦涩难明的医学术语抽丝剥茧般呈现出来。与其他文学作品不同，医学专业强调少用额外的修饰，文字贵在简明扼要，一目了然，尤其对科普作品要求更高。我想本书在这方面达到了相当水准。

　　正如永春医生在本书中所说：医学作为一门实践学科，存在很大的局限性。对疾病而言，除了少数疾病，目前大多数疾病不确定的远比确定的要多，而且对整个群体的认识不一定适合于每一个个体，这就是现代医学追求的个体化治疗理念。现代医学向高度专科化发展，各种诊疗理念、药物、器械设备也是日新月异。我们医生也要随时更新自己的知识库。我给医学生上课时讲过，人类在与疾病的博弈过程中，相对来说是处于一个劣势地位的，我们只能尽量正确地认识它，努力找到合适的方式去应对它，才能保证患者的生活质量。

当然，随着社会的飞速进步，之前困扰我们的许多疾病已经有了成熟的应对方案，结直肠癌也不例外，对于不幸患上了结直肠癌的患者，应该正确面对，及时去合适的医疗机构就医，那它就不会成为压在自己和家人心头的那座难以搬走的大山！

最后，我想说无论做任何事，只要常为而不置，常行而不休，就能有美好的结果。相信为者常成，行者常至！愿每一位读者都能从这本书中获得启发和帮助！

康 亮

中山大学附属第六医院副院长

2024 年 2 月 24 日于长沙返广州高铁上

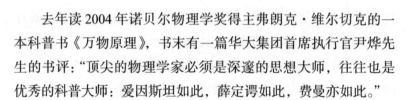

前　言

　　去年读 2004 年诺贝尔物理学奖得主弗朗克·维尔切克的一本科普书《万物原理》，书末有一篇华大集团首席执行官尹烨先生的书评："顶尖的物理学家必须是深邃的思想大师，往往也是优秀的科普大师：爱因斯坦如此，薛定谔如此，费曼亦如此。"

　　我恍然大悟，原来科普并不是什么不务正业，很多思想大师同时也是科普大师。我当然算不上思想大师，也算不上科普大师，充其量只是一名普通的医务工作者，具体点就是一名肿瘤外科医生，再具体点是一名结直肠癌专业的外科医生。但是，回想自己工作这二十六年来，绝大部分精力都投入在结直肠癌的诊疗上了，如果说自己有什么和普通老百姓所知和感悟不同的东西，也只能是在这件事情上了。

　　不敢效仿诺贝尔奖得主写科普文章，只是在工作中确实看到很多结直肠癌患者和家属，对于这种疾病所知甚少，造成很多误解和遗憾，甚至产生很多痛苦。所以，希望能在工作之余，把所学所知记录下来，一方面可以督促自己查阅更多文献和资料，进一步提高和充实自己；另一方面如果能用老百姓看得懂的语言把结直肠癌的前因后果描述清楚，也是对自己的一个挑战。如果能有幸帮助一些素未谋面的结直肠癌患者或是患者家属，那就更是除了一年诊治两三百名患者之外，帮助更多人的一件好事。

　　虽然结直肠癌的很多方面没有研究清楚，但包括我在内的所有医学同行从未停止对结直肠癌的研究和探索，各种治疗和预防方面的知识也在不断推陈出新。所以，我们计划隔两三年就及时更新相关内容，这样对没有医学背景的老百姓来说，及时了解甚至掌握结直肠癌方面的先进知识就会变得容易一些。

　　在写作的过程中，受到空军军医大学第一附属医院（西京医院）消化外科李纪鹏教授在绘图方面的帮助，放疗相关章节受到西安交大一附院放疗科任娟主任医师的帮助，化疗相关章节受到陕西省肿瘤医院内科聂磊主任医师的帮助，以及西安交通大学第一附属医院肿瘤外科许刚医生、汤瑞祥医生在审稿方面的帮助，在此一并感谢。另外，笔者无论从医学专业和写作水平方面，都有很多不足，本书难免出现纰漏，希望同行和读者多提宝贵意见，笔者一定认真听取意见，及时改正。

宋永春

2024 年 1 月 31 日

目　录

第一节 结直肠在哪里？有什么作用？

　　顾名思义，结直肠癌就是结直肠发生的癌，那么结直肠在人体的哪个部位呢？

　　人体的肠道分为"小肠"和"大肠"，二者在"阑尾"这个地方衔接（确切地说是"回盲瓣"，位于腹腔的右下部，阑尾只是回盲瓣部位的结肠上发出的一个小指大小的盲端肠管）。大肠构成消化系统最后一段，分为"结肠"和"直肠"；结肠又分为升结肠、横结肠、降结肠和乙状结肠；乙状结肠之后是直肠，直肠又分为上段、中段和下段（图 1-1）。

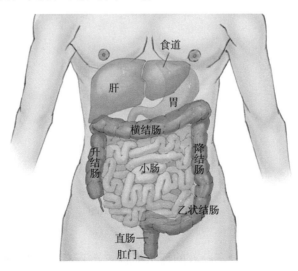

图 1-1　消化道示意图

1

　　从回盲瓣开始，结肠先从腹腔的右下部往上，这一段叫"升结肠"，长度12～20厘米。在肝脏下面升结肠开始拐弯，呈现为有一定下垂趋势的水平走行的肠管，称为"横结肠"，长度40～50厘米。然后结肠就到了左边的上腹部，在脾脏下缘又开始拐弯，变成往下走的"降结肠"，长度20～25厘米。这时结肠就走到了左下腹，在这里结肠开始出现一个弧度，称为"乙状结肠"，乙状结肠长度个体差异很大，可以从20厘米到70厘米不等，平均40厘米。所以结肠的总长度约为1.5米，不同人的结肠长度有一定差别，可以从1.2米到2米不等。乙状结肠之下就是直肠了，直肠是从肛门往上12～15厘米的一段大肠。

　　结直肠（或者称为大肠）的功能是多方面的，有吸收营养、分泌消化液、协助排便等功能，其中的细菌也参与了消化。结肠主要吸收水分与钠，也吸收少量钾、氯、尿素、葡萄糖、氨基酸和一些药物。每天从小肠流入结肠的食糜总量可以达到1 000毫升以上，但经过结肠与直肠吸收后仅从肛门排出150～200毫升的粪便（图1-2）。若结直肠功能发生紊乱，就会出现腹泻、便秘、腹痛与腹胀等症状。

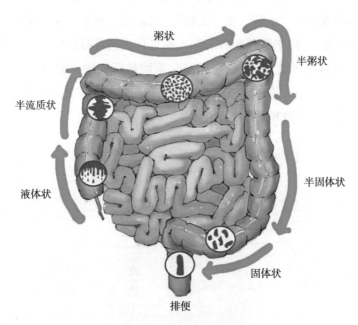

图1-2　粪便形成示意图

　　结直肠黏膜内有可以分泌肠液的杯状细胞，分泌碱性液体，起到保护结肠黏膜、润滑肠道并协助排便的作用。结直肠不产生消化液，但结直肠内有大量的细菌，其中厚壁菌门和拟杆菌门占80%，此外还有病毒、噬菌体、原生动物、真菌等。近几年的研究表明，肠道菌群对人体产生重要影响，肠道菌群的失衡与人体的很多疾病有关，比如慢性肠炎、糖尿病、肥胖、抑郁症以及结直肠癌等。肠道菌群对人体的益处之一是在消化纤维素的同时，合成多种维生素，比如维生素K、维生素B_1、维生素B_2、维生素B_{12}等。直肠的重要功能是储存和排出大便，消化和吸收的功能已经不重要了。

我们的皮肤表层是一种"多层鳞状上皮细胞"，可以理解为是一种具有皮肤"铠甲"功能的细胞结构，既耐磨损，又可保留水分，但是没有吸收功能，肛门处的皮肤也是这样的结构。但是肠道的表层就不是多层鳞状上皮细胞了，而是一种有利于吸收水分和营养的"单层柱状上皮细胞"。在肛门里面2～3厘米的地方，这两种截然不同的上皮发生连接，这个连接的地方叫作"齿状线"，齿状线上下是内痔和外痔的好发部位（图1-3）。齿状线是直肠从下往上的起点，齿状线以下叫"肛管"，长2～3厘米，属于皮肤表层的结构；齿状线往上叫"直肠肠管"，属于肠道表层结构。在齿状线往上12～15厘米的肠管，叫"直肠"，直肠往上与乙状结肠相连。为了医生学术交流方便，人为将直肠分成三段：直肠从齿状线往上5厘米，称为"直肠下段"；5～10厘米称为"直肠中段"；10～15厘米称为"直肠上段"。这里强调一下，这个距离是大约的数字，个体有一定差异，同时这个距离（或者判断直肠癌肿的下缘和齿状线的距离）并不以肠镜报告的距离为准，因为肠道是有伸展性的，做肠镜的时候由于肠镜进入肠腔，再加上充入气体，这个距离会增长，一般应该以磁共振测量或者手指感觉的距离为准。

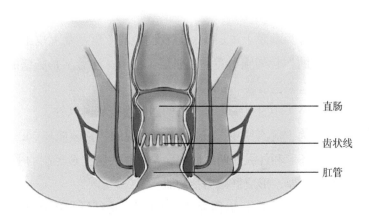

图1-3　齿状线的位置示意图

第二节　结直肠的肠壁结构

结直肠的肠壁并不是一层,大家在生活中看到猪、牛、羊肠壁的时候,可以仔细观察一下,也不是一层的,而是分好几层。结肠的肠壁从内往外,分为黏膜层、黏膜下层、肌层和浆膜层(图1-4)。

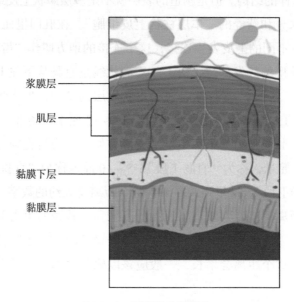

图1-4　肠壁的分层结构

其中黏膜层又分为黏膜上皮层(就是我们说的单层柱状上皮细胞)、黏膜固有层(有分泌肠液的杯状细胞)和黏膜肌层(很薄,注意不是肠壁的肌层)。整个黏膜层的三层加起来也很薄。

黏膜下层为疏松一些的组织,含丰富的静脉血管和淋巴管。

肠壁肌层也称为"固有肌层"(区别于前面说的"黏膜肌层"),是肠壁蠕动的主要动力,分内环形和外纵形两层肌肉,是不受大脑主观控制的平滑肌,靠近齿状线的固有肌层增厚,形成肛门内括约肌。

浆膜层在结肠是存在的,也称为"外膜层",是纤维细胞形成的一层薄膜,明确划分肠壁组织和周围组织的界限,就像给肠道穿了一层薄薄的坚韧外衣,非常光滑，既起到包裹和保护肠道的作用，又能防止结肠和周围其他器官组织互相粘连。但是在中段和下段直肠并没有这一层，或者说已经和周围组织融合退化了，这使得直肠的肌层与周围组织器官（如前列腺、阴道等）之间只存在一些脂肪等软组织，癌细胞比较容易侵犯生长。

跟大家讲这么多晦涩难懂的肠壁解剖知识，不是让大家必须记住，而是为了方便大家理解结直肠癌发生的位置。首先，大家要知道，所有的结直肠癌都发生在上面所说的第一层（黏膜上皮层细胞），而肠道其他解剖层次细胞恶变后导致的肿瘤性疾病就不能叫结直肠癌了，如结直肠间质瘤、黑色素瘤等，也比较少见。其次，大家还要了解，评价结直肠癌局部严重程度，关键不是看肿瘤直径大小，也不是看肿瘤长短，而是要看癌肿侵犯到肠壁的哪一层，即医生所说的侵犯深度，从里到外侵犯得越深，结直肠癌的局部病情就越严重。

为什么结直肠黏膜上皮层容易发生癌变呢？主要因为这层细胞更新频率非常快。细胞更新快意味着DNA复制频繁，复制频繁意味着出错的可能性更大，DNA复制出错叫作"突变"，突变是目前癌症产生在基因层面的解释（图1-5）。同时，这一层也是密切接触外在物质（比如粪便以及大肠菌群分泌的一些毒素）的一层，受到外在物质的影响最大。

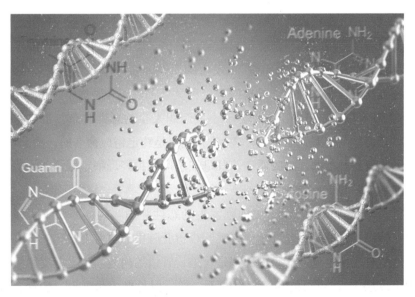

图1-5　细胞更新快，意味着细胞里面的DNA复制就快，出错的概率就大

第三节　什么叫"癌"？什么叫"肿瘤"？

"肿瘤"是机体在各种致瘤因素作用下，局部组织的细胞在基因水平上发生了突变，细胞生长失去了正常调控，导致异常增生而形成的新生物。这种新生物常形成局部肿块，因而得名"肿瘤"。肿瘤分为良性肿瘤和恶性肿瘤，另外还有少部分交界性肿瘤。

良性肿瘤是指机体内某些组织的细胞发生异常增殖，呈膨胀性生长，生长比较缓慢。瘤体不断增大，可挤压周围组织，但并不侵入邻近的正常组织内，也不转移，瘤体多呈球形，周围常形成包膜，因此与正常组织分界明显。用手触摸，肿瘤边界清楚，推之可移动，手术时容易切除干净，切除后不容易复发。命名时往往以"瘤"结尾，如生活中常见的脂肪瘤、纤维瘤、神经鞘瘤、平滑肌瘤等。没有哪一种良性肿瘤称为"癌"或"肉瘤"的，见到"某某癌"或者"某某肉瘤"的，一定是恶性肿瘤。

恶性肿瘤分为两类：一类是由上皮细胞发生的恶性肿瘤，称为"癌"，如肺支气管或肺泡上皮细胞发生的恶性肿瘤就叫作肺癌，胃黏膜上皮细胞发生的恶性肿瘤叫作胃癌，乳腺里面的乳管或小叶上皮细胞发生的恶性肿瘤叫作乳腺癌，结直肠黏膜上皮细胞发生的恶性肿瘤叫作结直肠癌，等等；另一类是由非上皮组织（非上皮组织可以叫作"间叶组织"）发生的恶性肿瘤，称为"肉瘤"，如平滑肌肉瘤、纤维肉瘤、脂肪肉瘤、骨肉瘤等，种类繁多。恶性肿瘤中癌占90%左右，肉瘤只占10%左右。另外，少部分非上皮组织发生的恶性肿瘤，也是像良性肿瘤一样以"瘤"字结尾，而不是"肉瘤"，主要是约定俗成命名的一些恶性肿瘤，如精原细胞瘤、淋巴瘤、脑胶质瘤、肝母细胞瘤、神经母细胞瘤等，一般名字里有"母细胞瘤"的，都是恶性的。

读者可能会有疑问，由上皮细胞发生的恶性肿瘤叫癌，那么皮肤癌可以理解，但是肺癌、肝癌等，是怎么回事呢？难道肝脏里面也有上皮吗？答案是肯定的。人体所有能发生癌的器官内部都是管道，管道的内侧面就是上皮组织（或者称为内上皮层）。这点可能和读者想的不一样，但是换个角度想，食管、胃、大肠这些通过食物的地方本身就是管道，其实肝脏也要分泌胆汁，乳腺要分泌乳汁，胰腺要分泌胰液，肺脏要空气流通，这些功能都是要依靠各种"管道"才能完成，管道的内侧面就是一种上皮组织（图1-6）。

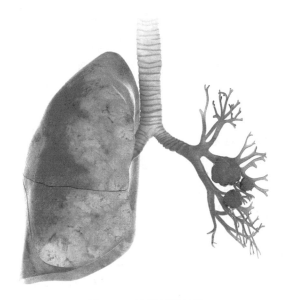

图 1-6　**肺脏里的管道**

第四节　癌症是怎样发生的?

　　上文介绍结直肠的黏膜上皮细胞在细胞快速而持续的更新过程中容易发生基因突变,进而发生癌症。其实,人体所有癌症都容易发生在细胞更新代谢比较快的地方,如肺内的支气管上皮细胞、胃的黏膜表皮细胞等。更新代谢快,DNA复制的次数就多,时间一长,DNA 复制出错(突变)的概率就大,这也解释了大多数癌症随着年龄增大发病率增高。但是,每个人的肠道上皮细胞都更新得很快(3~7 天),为什么有的人发生了结直肠癌,而大多数人没有呢?

　　这里需要从三个方面理解:基因、后天因素和免疫力。

　　首先说基因,我们每个人的基因是不同的,而且基因在人的一生中也是会慢慢变化的。说到基因问题,我们又得把结直肠癌相关的基因突变分为两类:一类是遗传性的基因突变,另一类是偶然发生的基因突变(或者说没有研究清楚原因的)。第一类是从父母遗传来的不正常(突变型)的基因,包括 *APC* 基因突变、*POLD1* 基因突变、*POLE* 基因突变、*MLH1* 和 *MSH2* 基因突变等,其特点是不仅结直肠黏膜上皮细胞内可能有这些基因的突变,而且人体的每一个细胞都可能有上述某种基因的突变,当然这种全身细胞的基因突变也会引起其他部位的癌症,也会遗传给子代。遗传因素导致的结直肠癌，我们将在第二章中讨论。第二类偶然发生的基因突变，就是细胞在不断分裂更新中发生的基因突变，这种突变只在肿瘤细胞中存在，身体其他地方的细胞里面并没有这种基因突变，大约85%的结直肠癌是这种偶然发生的基因突变导致的，也称为"散发型"结直肠癌。正是因为这些不明原因的基因突变占绝大多数，所以这是研究的重点，也是研究的难点。

其次，是后天因素。这是一个比较大的话题，很多情况难以定量，也没有彻底研究清楚。目前普遍认为基因突变是癌症产生的内在原因，后天因素是外在原因，后天因素通过导致基因突变发挥促进癌症产生的作用。如果导致癌症的基因突变是遗传的，或者说很容易发生，那么后天因素就是次要的，发生癌症是大概率事件。如果基因突变容易发生的程度一般，而后天不良因素很多（比如吸烟对于肺癌，幽门螺旋杆菌对于胃癌等），刺激癌症发生，那么癌症发生的概率就增大了。换句话说，说如果后天不良因素少，那就有可能不会发生。如果导致癌症发生的基因非常难以突变，哪怕后天不良因素较多，癌症发生的概率也不是很大。这就解释了为什么有些人有较多的后天不良因素，但也没有发生癌症。当然，到底哪些人基因易发生突变，哪些人不容易发生基因突变，目前研究得并不清楚。所以对普通人而言，明智的想法就是把自己当作基因突变发生程度一般的人，减少后天的不良因素，能够避免一些癌症发生。

最后，说说免疫力。人体内有40万~60万亿个细胞，有些终身都在不断地新陈代谢，也就是在分裂中，按照DNA复制出现错误的概率，估计我们人体内每天都会产生5 000~10 000个癌细胞。但是，免疫细胞可以识别并杀死这些癌细胞，使癌细胞不会发展成癌症。所以说细胞癌变是人体的自然现象，因为存在正常的免疫系统，大多数人才能远离癌症。

免疫与肿瘤细胞的关系非常复杂。研究发现肿瘤细胞周围存在大量的免疫细胞，但是一旦形成成团的肿瘤，这些免疫细胞似乎很难发挥作用。比如近几年非常受关注的一种免疫细胞——T细胞，这种细胞表面的PD-1蛋白（programmed cell death protein 1，程序细胞死亡蛋白1）被肿瘤细胞表面的PD-L1（programmed cell death protein-Ligand 1，程序细胞死亡蛋白-配体1）结合后，T细胞就难以发挥杀灭肿瘤细胞的作用，由此能够阻断二者结合的药物已经在临床上广泛应用（图1-7）。

大家可以想一想，如果每一个刚形成的肿瘤细胞都不能被免疫细胞杀死，那我们不是都得癌症了吗？我们体内虽然每天都产生5 000~10 000个癌细胞，但是我们绝大多数人都没有患癌，就是因为体内的免疫细胞在癌细胞刚形成的时

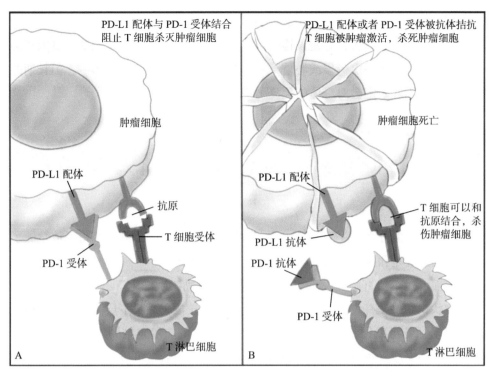

A. T细胞本来可以识别肿瘤细胞表面的"抗原"。当肿瘤细胞表面出现PD-L1配体（蓝色三角形），可以和T淋巴细胞表面的PD-1受体结合，即便T淋巴细胞识别了肿瘤细胞表面的抗原，也使T淋巴细胞不能杀伤肿瘤细胞；
B. 药物作用于PD-1抗体（红色三角形）或PD-L1抗体（黄色半圆形），可以理解为将撑开二者的"棍子"断开，那么T淋巴细胞就可以杀伤肿瘤细胞。

图1-7　目前免疫治疗药物的作用原理示意图

候，依靠正常的免疫力能够杀死癌细胞。但为什么还是有些人体内的癌细胞增殖起来了呢？原因是在细胞基因突变刚发生，肿瘤细胞刚形成的时候，如果机体的免疫力不能发挥正常作用杀死肿瘤细胞，肿瘤细胞就会不断分裂，在分裂过程中形成对免疫抵抗的子代细胞，这些子代细胞就有抵抗免疫细胞的能力，使得肿瘤细胞得以存活并增殖。当然这只是非常浅显的一种理解方法，实际上肿瘤细胞逃避人体免疫系统的机制非常复杂，也研究得不充分，但是可以肯定的是，人体的免疫力在肿瘤的发生过程中具有非常重要的影响。

一个人的免疫力是否正常，受到很多因素的影响。人体的免疫分为体液免疫和细胞免疫，也可以分为非特异性免疫应答和特异性免疫应答。与免疫力相关的因素也很多，先天的因素、营养、运动、劳累程度、心情、年龄、肠道菌群等，都可以和免疫力有关；同样的外在因素在不同的个体上产生的结果也会有非常大的差别。总之,我们在先天、年龄等不可改变的情况下,多从营养、运动、心理等方面往好的方向改善,总是没错的。要注意的是,我们说的是长期不良因素会影响免疫力,比如一次劳累或心情不好不会对免疫力产生多大的影响,但长期的劳累或心情不好一定会对身体的免疫力产生不良影响。

第五节 结直肠癌的分期

结直肠癌的分期这一问题是比较专业的,大家也不一定都要搞得很清楚。了解一下的好处是和医生沟通的时候容易理解医学术语。

前面说过,结直肠癌发生于结直肠肠壁的"黏膜层细胞"。初期一般不会有任何症状,如果没有查体发现,癌细胞会依次生长侵犯黏膜下层、肌层。穿透肌层后对于结肠可以侵犯浆膜层,穿透浆膜层就有可能侵犯结肠周围的组织和器官;对于中下段直肠没有浆膜层的部位,则超过肌层后就可以侵犯盆腔里面直肠周围的组织和器官,这种情况叫"局部侵犯"。

同时,癌细胞一旦达到黏膜下层,就有可能侵犯小静脉,进入人体的静脉血流系统,到达肝脏、肺脏等远处器官,停留并生长起来,这叫"远处转移"。癌细胞也可以随着黏膜下层的淋巴管到达结直肠周围的淋巴结,这叫"淋巴结转移",进而随着淋巴系统到达静脉血流系统,最终导致远处转移。所以,医学上用局部肿瘤侵犯深度、淋巴结转移情况和有无远处转移来对结直肠癌分期(实际所有癌症都是依此分期的,只是 T 分期在肺癌、乳腺癌、肝癌等一般用癌肿直径)。

T(tumor):癌肿在结直肠上的侵犯深度;

N(node):结直肠周围的淋巴结中有没有癌细胞转移,以及淋巴结转移的个数;

M(metastasis):结直肠以外的组织和器官有没有影像上的转移灶。

下面逐一介绍。

癌肿在结直肠壁上的侵犯深度(T 分期):一共分四期,也可以加上"Tis期"(非常少见)成为五期(图 1-8)。

Tis 期:仅在结直肠的黏膜层有癌细胞。这种癌也称为"原位癌",由于黏膜层没有血管和淋巴管,癌细胞没有和血管、淋巴管接触,理论上不会发生转移。如果能完整将癌细胞切除,治愈率可达 100%。

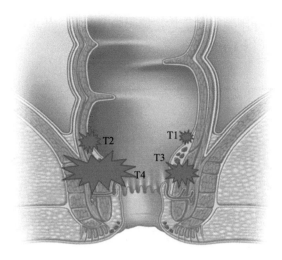

图 1-8　结直肠癌的局部侵犯分期

　　T1 期：结直肠癌细胞向深生长，侵犯黏膜下层，但是没有到达结直肠壁的肌层。这种情况甚至不需要切除整段肠管。如果癌肿不大，只需要对癌肿进行局部切除，切除局部的肠壁肌层，就可以达到基本治愈的目的。在直肠的中、下段这种切除可以通过肛门，比较好执行，但是对于结肠就要靠肠镜了，有一定难度。如果没有淋巴结和远处转移，这种程度一般叫作结直肠癌的"Ⅰ期"（图 1-9）。

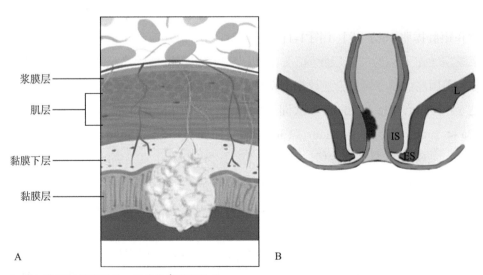

浆膜层

肌层

黏膜下层

黏膜层

A　　　　　　　　　　　　　　　　　　　　B

A. 癌细胞侵犯黏膜下层，但是没有侵犯肌层；
B. 癌细胞侵犯黏膜下层，但是没有侵犯内括约肌层（直肠）。

图 1-9　结直肠癌的 T1 期

　　T2 期：结直肠癌细胞向深生长，侵犯肠壁肌层，甚至深入肠壁肌层，但是没有穿透肠壁肌层（图 1-10）。

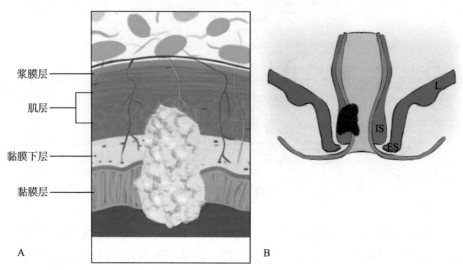

A. 癌细胞侵犯了肠壁肌层，但未穿透肠壁肌层；
B. 癌细胞侵犯肌层，但未侵及括约肌间隙（直肠）。

图 1-10　结直肠癌的 T2 期

　　T3 期：癌细胞穿透肌层，在结肠是侵犯浆膜下层，在直肠是侵犯括约肌间隙并距肛提肌 1mm 以上（图 1-11）。由于直肠不像其他消化道，并没有明确的浆膜层（专业称为"脏层腹膜"），所以壁外侵犯深度指肿瘤超过肌层的延伸部分。美国癌症联合委员会建议根据壁外侵犯深度将 T3 期分为：T3a < 5mm，T3b 是 6 ~ 10mm，T3c > 10mm；欧洲肿瘤内科学会（ESMO）指南将 T3 期分为：T3a < 1mm，T3b 是 1 ~ 5mm，T3c 是 6 ~ 15mm，T3d > 15mm。对于结肠癌的 T3 期，如果没有淋巴结转移，是可以直接手术的。对于直肠癌的 T3 期就比较麻烦一些，需要影像科和外科医生仔细观察磁共振，判断手术界限与癌肿之间的关系，对于侵犯括约肌间隙较多的情况（T3c），就可能不直接手术，而是需要术前治疗使肿瘤退缩再手术。

　　T4 期：癌细胞侵犯结肠癌浆膜层之外，在直肠癌是侵犯外括约肌和肛提肌，伴或不伴有邻近器官侵犯（其中不伴有邻近器官侵犯的叫 T4a，伴有邻近器官侵犯的叫 T4b）（图 1-12）。

　　从上面晦涩难懂的描述可以看出，关键的一个词是"肠壁肌层"（也叫"固

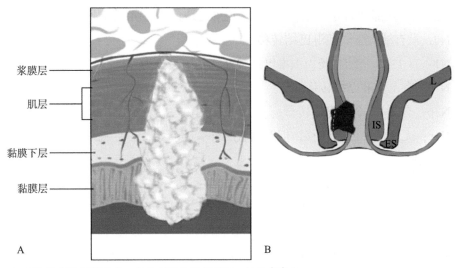

浆膜层

肌层

黏膜下层

黏膜层

A   B

A. 癌细胞穿透肠壁肌层，接触到了肠壁浆膜层，但没有穿透；

B. 癌细胞穿透肌层，距离外括约肌或肛提肌还有空隙（直肠）。

图 1-11 结直肠癌的 T3 期

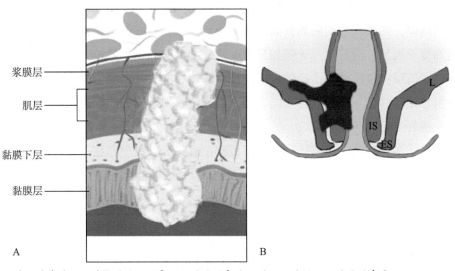

浆膜层

肌层

黏膜下层

黏膜层

A   B

A. 癌细胞穿透了肠壁浆膜层，没有侵犯周围器官（T4a），如果侵犯了周围器官是T4b；

B. 癌细胞超过内外括约肌间隙，侵犯外括约肌和肛提肌（直肠）。

图 1-12 结直肠癌的 T4 期

有肌层"）。没有穿透肠壁肌层（T2 期）就是局部早期，可以手术完整切除；穿透肠壁肌层（T3 期）就是局部中期，穿透得不多可以手术，穿透得太多就需要术前治疗了。

说清楚了局部肿瘤分期的问题，再说说淋巴结转移分期的问题，N 分为三期：

N0：没有结直肠周期淋巴结转移。

N1：有 1～3 个结直肠周围淋巴结转移，其中又分为：

N1a：有 1 个淋巴结转移；

N1b：有 2～3 个淋巴结转移；

N1c：无区域淋巴结转移，但在结直肠外有肿瘤结节，也就是肠壁外有癌细胞团块存在。

N2：有 4 个及以上结直肠周围淋巴结转移，又分为：

N2a：有 4～6 个淋巴结转移；

N2b：有 ≥ 7 个淋巴结转移。

对于结直肠癌的分期，有淋巴结转移就归为整个疾病分期的"Ⅲ期"。大家其实对淋巴结转移不用过于害怕，因为结直肠系膜（可以理解为结直肠周围的组织）在手术中是要切除的，所以切除范围内有淋巴结转移的危害性，比 T4（癌肿侵犯结直肠最外层）对患者的影响要小一些。所以欧洲 ESMO 指南就将直肠癌的淋巴结转移分为"直肠系膜内淋巴结转移"和"直肠系膜外淋巴结转移"。对于直肠癌，如果有术前磁共振高度怀疑的直肠系膜外淋巴结转移，那么是要在术前高度重视的。按照亚洲（例如日本）治疗的做法，手术要扩大范围，把转移的淋巴结清除；按照欧美治疗的做法，是在术前加上放疗，因为他们认为直肠系膜外淋巴结转移已经是远处转移的表现，必须依靠大范围的放疗杀死癌细胞。哪种方法更好，目前还没有定论。

作者认为，局部淋巴结转移表明癌细胞在这些淋巴结中存在了，那么癌细胞从这些淋巴结转移到更远处淋巴结，以及进入静脉血流系统的可能性就增加了，淋巴结转移越多这种可能性就越大。所以，淋巴结转移可能意味着要重视术后的全身治疗。

最后，再说一下远处转移的分期，这个只分为没有转移和有转移。

M0 期：影像学检查无远处转移，也就是远隔部位和器官没有转移肿瘤存在的证据；

M1 期：存在一个或多个远隔部位、器官或腹膜的转移。

M1 又分为：

M1a：远处转移局限于单个远隔部位或器官，无腹膜转移；

M1b：远处转移分布于两个及以上的远离部位或器官，无腹膜转移；

M1c：有腹膜转移，伴或不伴其他部位或器官转移。

结直肠癌最多见的转移部位是肝脏，其次是肺脏。大家提到转移一定都非常害怕，其实结直肠癌和其他癌不太一样，有些转移到肝脏或肺脏的病灶，经过治疗是可以完全治愈的，具体见本书第六章。

需要强调的一点是，判断 M0 是依靠影像学检查，而影像学检查只能看见直径超过 0.5 厘米的肿块，就算今后影像学检查再先进，也不可能看到肝脏、肺脏里的一两个癌细胞（一两个癌细胞小到显微镜都难以发现）。所以，没有远处转移指的是没有临床影像可以看到的远处转移。手术后出现远处转移，有可能是术前就已经转移到远处脏器的癌细胞逐步生长起来了。所以对于不太早期的情况，即便术前影像检查没有肝、肺转移，术后全身治疗依然很重要（图 1-13）。

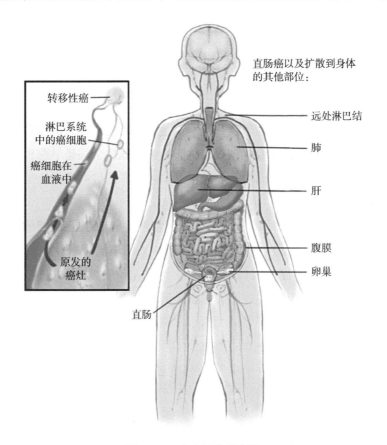

图 1-13　全身转移示意图

最后，根据单独判断的 T 分期、N 分期和 M 分期，对于结直肠癌有一个整体的分期，这个分期（特别是依据术后病理显微镜下的分期）是判断疾病早晚、决定术后治疗方案以及预测该患者治愈率的主要依据（表 1-1）。

表1-1　结直肠癌整体分期推算方法

	T1	T2	T3	T4a	T4b
N0	Ⅰ期	Ⅰ期	ⅡA期	ⅡB期	ⅡC期
N1	ⅢA期	ⅢA期	ⅢB期	ⅢB期	ⅢC期
N2a	ⅢA期	ⅢB期	ⅢB期	ⅢC期	ⅢC期
N2b	ⅢB期	ⅢB期	ⅢC期	ⅢC期	ⅢC期
M1	Ⅳ期	Ⅳ期	Ⅳ期	Ⅳ期	Ⅳ期

注：横向查T分期，再向下查N分期和M分期，就得到整体分期。Ⅰ、Ⅱ、Ⅲ、Ⅳ对应汉字的一、二、三、四。

第六节　怎样看待术前活检病理报告？

来找结直肠癌外科医生的患者，几乎都是做过肠镜，得到活检病理报告已经确诊是结直肠癌了。患者拿着病理报告就问医生：我这个病是早期、中期还是晚期？能不能直接手术？治疗的效果怎样？其实，依靠活检病理报告是回答不了这些问题的。

前面讲了很多分期的知识，可见决定这个病早期还是晚期的是T、N和M分期，而不是肠镜和活检报告，肠镜只能从肠腔里面观察肿瘤，一般看不到侵犯深度。做个比喻，癌肿就像一棵树（当然是不好的树，要把它连根铲除），决定怎样才能铲除这个树的主要影响因素是树的大小、树根在地下有多深，而不是这个树的品种。活检病理报告只相当于拿到了树的一片叶子，从这个树叶可以判断出这是一棵不好的树（树的品种），也可以判断这个品种的树生长速度比较快还是比较慢，但没有人能从一片树叶判断这个树的大小和树根在地下的深度。要判断结直肠癌的早晚，靠肠镜活检结果是不行的，还要靠其他检查，具体见本书第五章。

具体来说，从活检病理报告里面除了可以看出是不是恶性的结直肠癌以外，还可以看出癌细胞的恶性程度。注意，是单个癌细胞的恶性程度，不是整个癌肿的侵犯深度和分期。这种"恶性程度"可以叫作癌细胞的"分级"，它是癌细胞在显微镜下的异常程度，注意与癌症的"分期"区分开来。异常程度越高意味着癌症可能会生长迅速，并且容易转移，但不代表已经长得很大和转移了。癌细胞的异常程度分为四级：

G1：癌细胞看起来类似于正常健康细胞，也称为高分化或低度恶性；

G2：癌细胞与健康细胞稍有不同，也称为中等分化或中度恶性；

G3：意味着癌细胞较少像正常细胞，也称为低分化或较高恶性；

G4：表示癌细胞非常异常，这是最高分级，也称为未分化，这种癌细胞的生长和扩散能力非常强。

再强调一遍，癌细胞的恶性程度分级，并不等同于癌肿的疾病分期。虽然在癌肿治疗时也会考虑癌细胞的分级，但是主要还是考虑癌肿的疾病分期。

分期、分级、分化，这些词表面上看差别不大，但实际含义差别很大，所以这里再总结一下。"分期"是由术前影像、术后病理判定的病情早晚，是从患者全身病情来评价的，分Ⅰ、Ⅱ、Ⅲ、Ⅳ期，数字越大越严重。"分级"是指癌细胞的异常程度，和癌细胞的"分化"程度含义相似，分为高分化、中分化、低分化、未分化，是指单个癌细胞的恶性程度。癌细胞恶性程度高，癌症不一定就是晚期，甚至同样是低分化的癌细胞，在不同人体中的生长速度也可以完全不一样。在治疗中，单个癌细胞的"分化"程度不如疾病的"分期"重要。

第七节　怎样看待术前检查结果和术后病理报告？

术前检查是医生判定结直肠癌病灶侵犯深度、有没有淋巴结转移和远处器官内转移的主要依据（具体见第五章）。但是大家要认识到，术前的磁共振和CT结果，也不是完全准确的，磁共振和CT等医学影像检查方法，都是癌肿在机器扫描下的影子，并不能完全代表癌肿的真正情况。比如，癌肿的转移灶在小于5毫米的情况下，在影像上是显示不出来的。这就导致有时候术前CT检查没有转移灶，结果手术中发现腹腔已经有小米粒甚至黄豆大小的转移灶了。再比如术前CT或者磁共振判断某个区域淋巴结没有增大，考虑没有淋巴结转移，但是术后病理观察淋巴结虽然没有增大但是已经有癌细胞存在了；或者术前磁共振判定是T3期，结果术中发现已经是T4期了。这些并不是影像科医生的责任，术前所有影像学检查只是一种估计，医学影像的特点决定了不可能完全准确，大概有60%～80%的准确程度。

所以术前检查的结直肠癌侵犯深度（T分期）、淋巴结转移（N分期）和远处器官内转移（M 分期）叫作"临床分期"，用"c"（英文 clinical 的缩写）表示。比如直肠癌磁共振显示 T3 期，没有淋巴结转移，胸部和腹部 CT 显示没有肺脏、肝脏和腹腔转移，那么术前分期就是"cT3N0M0"，而手术后的实际病情，可能与这个术前分期并不一致。

　　手术如果顺利实施，切下来的标本要送到病理科进行仔细地检查，要对癌肿侵犯肠壁的深度，以及所有能找到的淋巴结进行显微镜下的检查，这才是对病情最准确的判断，称为"病理分期"，用"p"（英文 pathology 的缩写）表示。例如术前诊断是"cT3N0M0"（属于 II 期），而术后诊断是"pT3N1M0"（属于 III 期），这是很正常的事情。根据术后病理诊断，医生才能对病情给予一个相对准确的分期，才能制定术后治疗方案，也才能根据既往的数据回答该患者今后的治疗及预后情况（见第十章）。

第二章 ▶▶▶▶▶
结直肠癌的遗传因素

扫码观看
专家视频讲解

第一节　遗传性结直肠癌

　　什么叫"遗传性结直肠癌"？就是患者父亲精子或母亲卵子的DNA中，携带某个明确的不正常基因（也叫"突变基因"或"致病基因"），这个不正常基因很大几率会遗传给患者，而且是患者全身的每一个细胞都会携带这种不正常基因（包括患者的精子或卵子）。这种不正常基因会导致患者的正常细胞发生癌变可能性变大，具体可以参考表 2-1。

表 2-1　常见的遗传性肿瘤与基因突变的关系

遗传性疾病	致病基因	导致各器官发生癌症风险（叹号表示相关）					
		结直肠癌	卵巢癌	子宫癌	乳腺癌	胃癌	胰腺癌
林奇综合征	*MLH1*	！	！	！		！	！
	MSH2	！	！	！		！	！
	MSH6	！	！	！		！	！
	PMS2	！	！	！		！	！
	EPCAM	！	！	！		！	！
家族性腺瘤性息肉	*APC*	！				！	
MUTYH 相关性息肉病	*MUTYH*	！					
错构瘤肿瘤综合征	*PTEN*	！		！	！		
黑斑息肉综合征	*STK11*	！	！	！	！	！	！
李法美尼综合征	*TP53*	！	！	！	！	！	！

续表

遗传性疾病	致病基因	导致各器官发生癌症风险（叹号表示相关）					
		结直肠癌	卵巢癌	子宫癌	乳腺癌	胃癌	胰腺癌
家族性幼年性息肉综合征	SMAD4	!				!	!
	BMPR1A	!				!	!

　　据上表所示，目前已研究清楚十余种遗传性基因突变导致的结直肠癌，但只占了所有结直肠癌的 10%～15%。更多见的基因突变并不是从父母遗传来的，而是在个体身上某个部位的组织细胞因为某些致病因素的存在，导致某个或某些基因的突变从而导致了癌症的产生，其原因目前没有研究清楚，这种情况可以理解为细胞复制过程中发生的偶然事件，称为散发型结直肠癌。这类散发型患者的上代亲属往往没有发生结直肠癌，检查患者的身体其他细胞（一般是抽血做"胚系突变"检测），也没有这种基因突变存在。很多癌症患者做癌症组织的基因检测，也表现出以上这些基因突变，但是患者除了癌症细胞以外的身体细胞中并不存在这些基因突变，那么这个患者就不属于遗传性癌症（图 2-1）。

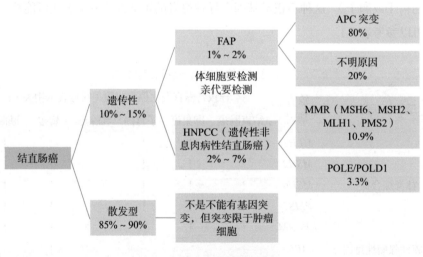

图 2-1　结直肠癌的分类比例

　　林奇综合征（HNPCC）和家族性腺瘤性息肉病（FAP）是最常见的两种遗传性结直肠癌。对于患者和家属来说，了解遗传性结直肠癌主要有以下两点帮助和意义：

● 如果有家族遗传病史，可提前针对尚未发病的亲属行血液的"胚系突变"检测，发现家族中还没有发病的患者，可以提前切除多发息肉的结肠（对于可能患 FAP 的人群），或者加强肠镜查体（对于可能患林奇综合征的人群）。

● 在生育下一代前如果发现遗传性结直肠癌或其他基因遗传性疾病，有助于规划生育问题。

第二节 家族性聚集的倾向

在临床工作和流行病调查过程中，人们还发现了一些结直肠癌的家族聚集现象，或者是癌症的高发家族。但是在这些家族成员中并没有发现存在异常突变的基因。

其实，这些家族出现癌症聚集和高发现象，一定是和遗传基因相关的。只不过科学家对基因的研究还不充分，很多基因的机制（比如基因沉默区的功能）还不十分清楚。也就是有原因存在，但是现在的科学水平还没有发现而已。对于家族中有多人患癌的个人，可以做抽血"胚系突变"检测，可能会发现一些相关遗传突变基因。对于癌症高发家族的个人，无论"胚系突变"检测有没有发现遗传突变基因，一定要重视健康查体，可以将全面查体开始时间提前 5～10 年，并且重视查体中的胃镜和肠镜检查。

最后，需要说明的是，除去遗传性和家族聚集性的结直肠癌，百分之七八十还是"散发型"的，也就是没有遗传和家族因素。结直肠癌偶然在某个人身上发生了，医生追问他的家族史，也没有结直肠癌或者其他的癌症患者。这种"散发型"往往随着年龄的增大而增多，无法通过遗传和基因检测解释，需要通过科学的体检早期发现（见本书第四章）。

第三章

影响结直肠癌发生的后天因素

　　肿瘤的发生是内在原因和外在原因综合作用的结果，那么内因是什么呢？内因是指一个人的基因决定了这个人是否容易得癌症。除了某些明确的遗传性结直肠癌，大多数人的基因都是在正常范围的。所谓正常并非指不会得癌症，正常范围里的有些人稍微容易得癌症，有些人不容易得癌症，这些都属于正常现象，目前的科学研究结果仍没有研究清楚某个个体的基因是否属于容易得癌症的。这种情况下，外因，也就是生活习惯等后天因素，就变得非常重要了。有可能一个人的基因是正常范围的，但是属于稍微容易得癌症的，但是他保持了比较好的生活习惯，就刚好避免了癌症的发生。

　　哪些后天因素对于结直肠癌的发生有影响呢？作者查阅了大量文章，很多是互相矛盾的，有的研究说一个因素对结直肠癌发生有影响，有的研究说影响不大。这里罗列一些公认的影响因素。

一、年龄

　　目前，至少85%的结直肠癌的发生并没有发现与明确的遗传相关，也就是说这些结直肠癌的发生，是结直肠上皮细胞不断脱落和更新、DNA不断复制、突变累积的结果，在此过程中，年龄是很重要的一个因素。不仅是结直肠癌，大多数癌症都随着年龄增大而发病率增高。在年龄增长的过程中，DNA难免出现突变，就是老百姓常说的"常在河边走，哪有不湿鞋"的道理。

　　衡量一个国家癌症发病率高低时，也要注意这个国家人口的平均寿命，或者说60岁以上人口所占的比例。一般平均寿命高的国家，癌症发病率也会高，并不意味着这个国家卫生健康水平低，只不过是年龄大的人多了，整体癌症的发病率就会高一些。结直肠癌是明显随着年龄增大而发病率增加的，年轻人不是不会发生结直肠癌，而是发病率很低。

年龄是无法改变的，但是随着年龄的增大，一方面注意生活习惯，一方面重视查体（见本书第五章），可及早发现结直肠癌，早期的结直肠癌治愈率在90%左右。

需要注意的是，全球结直肠癌的发病年龄有年轻化的趋势，早发性结直肠癌的比例在逐年上升。根据美国癌症协会的统计，2020年在所有美国结直肠癌患者中，约有11.0%的结肠癌和14.7%的直肠癌患者在50岁以下，中国40岁以下结直肠癌患者约占10%。根据推算，到2030年，50岁以下发病的结直肠癌患者可达20%。这与经济发展带来的城市化生活关系密切，西方饮食结构、肥胖比例升高、高脂血症、久坐不动、工作压力大等在年轻人中的常见现象，都与结直肠癌年轻化相关。特别是年轻人对癌症警惕性差、工作忙，将其当作"痔疮"而误诊，往往治疗时病情已经被耽误得较晚，造成非常不好的结果。可能今后专家们会根据现实情况，提前建议做肠镜的开始年龄。

二、肥胖

肥胖不仅和多种癌症的发病率有关，而且和原发性高血压病、糖尿病、心脑血管疾病及痛风等慢性病都有直接的关系（图3-1）。应当尽量将自己的体重指数 [体重指数（BMI）= 体重（千克）/ 身高^2（米^2）] 控制在18～25之间。例如一个人的身高是1.75米，那么他的正常体重计算方法是：$18 \times 1.75 \times 1.75 = 55$千克，$25 \times 1.75 \times 1.75 = 77$千克，所以正常体重范围是55～77千克。

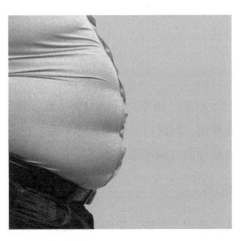

图 3-1　肥胖是引起很多慢性病和癌症的因素之一

三、运动少

运动是非常重要的保持健康的方法。合理的运动不但能控制体重，而且能增强免疫力，可谓一举多得。随着城市化和脑力劳动的增加（图 3-2），很多人靠工作中自然的运动已经不能满足身体健康需求，必须每周主动添加合适的运动。运动的强度、时间和次数要与年龄和身体状况适宜。运动强度大小可以参考"靶心率"：40 岁以下的用 180 减去年龄，40 岁以上的用 170 减去年龄。比如一个人 38 岁，他运动时心率不宜超过 180-38=142（次 / 分钟）；一个人 50 岁，他运动时心

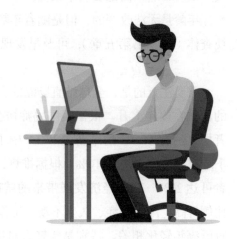

图 3-2　城市化带来的脑力劳动增多，久坐危害多

率不宜超过 170-50=120（次 / 分钟）。运动多长时间呢？对于 40 岁以上的人每周 2 ~ 3 小时的运动总时长是比较合适的。运动的形式可多样化，以容易坚持和不损伤身体为选择标准。

四、吸烟

吸烟被称为"现代社会最大的陋习"，这是因为吸烟并没有给人体带来任何好处。同时，吸烟不但直接损伤肺的支气管黏膜，而且烟雾中的毒素通过呼吸道迅速吸收，会导致全身多种癌症发病率增加，也导致心脑血管疾病发病率增加。吸烟的危害这里不再赘述。

五、过量饮酒

过量饮酒不但能导致肝脏、脑部功能的损害，而且能破坏正常的肠道菌群，降低胃肠道黏膜的屏蔽作用，同时也会引起营养不良。已有明确的证据证明，在过量饮酒人群中，结直肠癌的发病率增加 25%。

六、红肉和腌制食物摄入过多

科学研究已经证实，猪肉、牛肉、羊肉等"红肉"大量摄入会增加大肠癌的发病率，所以建议适当减少"红肉"的摄入量，增加鱼肉、鸡肉等"白肉"的摄

入（图 3-3），并不是说红肉一点都不能吃，而是生活中应该有所偏重。储存并食用熏腌制食物是我国一些地区老百姓的饮食习惯，该类食物亚硝酸盐含量高，而亚硝酸盐已被证实为一类致癌物，建议尽可能食用新鲜肉类及蔬菜，减少熏腌制食物的摄入量。

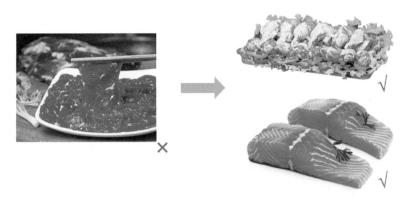

图 3-3　生活中应该将"红肉"向鱼肉、鸡肉、蛋类等转换

七、全谷物及膳食纤维摄入过少

我国居民目前谷物摄入以细粮为主，应将细粮的量减为主食的一半，另一半用粗粮、红薯、马铃薯、山药等替代。对于细粮摄入过多的人，也可以考虑补充"高纤维膳食粉"。

八、水果及非淀粉类蔬菜摄入过少

水果、蔬菜的摄入，可以增加粗纤维以及维生素和微量元素的摄入。对于平时主食摄入多、蔬菜水果摄入少的人士，应该有意识补充维生素和微量元素。

九、多种维生素及维生素 D 的补充不足

有研究表明，补充多种维生素，特别是维生素 D 和钙剂，以及使用低剂量阿司匹林，有减少结直肠癌发生的作用。

下面这个表来源于美国癌症研究所官网数据，其中的相关危险度基本上可以理解为对发生结直肠癌的影响大小（表 3-1）。比如运动锻炼，假设做得不好，患结直肠癌的可能性为 1.00，也就是患病的可能性没有改变，而如果执行得好，对患病的影响为 0.77，也就是降低到了 77%。

表 3-1　公认的一些结直肠癌相关生活因素 *

	因素	证据等级	分类	相关危险度（95% 可信区间）
危险因素	加工肉	高	低	1.00
			高	1.13（1.01 ~ 1.26）
	红肉	可能	100 克 / 天	1.12（1.00 ~ 1.25）
	喝酒	高	没有 / 偶尔喝酒（≤ 1 克纯酒精 / 天）	1.00
			> 42 克纯酒精 / 天	1.25（1.11 ~ 1.40）
	吸烟	高	从不吸烟	1.00
			正在吸烟	1.14（1.10 ~ 1.18）
			以前吸烟	1.17（1.15 ~ 1.20）
	肥胖	高	每增加 5 个单位 BMI	结直肠癌：1.05（1.03 ~ 1.07） 结肠癌：1.07（1.05 ~ 1.09） 直肠癌：1.02（1.01 ~ 1.04）
保护因素	高纤维饮食	可能	10 克 / 天	0.91（0.82 ~ 1.00）
	全谷物摄入	可能	15 克 / 天	0.97（0.95 ~ 0.99）
	乳制品	可能	400 克 / 天	0.87（0.83 ~ 0.90）
	水果和无淀粉的蔬菜	也许可能	100 克 / 天	0.98（0.97 ~ 0.99）
	鱼类	也许可能	100 克 / 天	0.89（0.80 ~ 0.99）
	补充维生素 D	也许可能	低	1.00
			高	0.75（0.67 ~ 0.85）
	补充多种维生素	也许可能	不使用	1.00
			使用	0.92（0.87 ~ 0.97）
	钙类（食物或补充）	可能	低	1.00
			高	0.76（0.72 ~ 0.80）
	运动锻炼	高	低	1.00
			高	0.77（0.69 ~ 0.85）

*资料来源：预防结直肠癌食物、营养、运动锻炼持续更新项目报告，世界癌症研究基金，美国癌症研究所，2018。

第一节　重视查体，重视查体，重视查体

　　重要的事情说三遍。几乎所有癌症都有一个特点，那就是早期（癌肿比较小的时候）都没有任何症状。等到觉得身体不舒服了，到医院去检查，万一是癌症，基本上都是中期了，甚至到了晚期。而现在的医学水平还没有找到避免大多数癌症发生的预防性方法，所以只有按照科学的方法，在没有任何不舒服的时候就去查体（即健康体检），才能在早期发现各种癌症（图4-1）。另外，

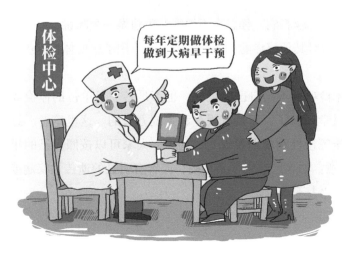

图 4-1　40 岁以上人群一定要重视查体

大多数癌症只要能早期发现，治疗起来并不困难，治愈率都在 80% 甚至 90% 以上。

这里有三个常见的认识误区，笔者逐个阐明一下：

第一个，认为查体折腾了半天，结果啥病也没有，是白花钱。这种认识是非常错误的，没病是好事，可以把心放宽，好好去工作和生活。就比如我们给车买了商业险，难道我们就希望出交通事故吗？我们给家里的车每年做保养、买保险，难道对自己的身体却不愿意每年花钱体检吗？更何况，体检每年花的钱还真比给车花的钱少一些。

第二个，认为不体检还好，万一体检查出问题，就麻烦了。这是典型的"鸵鸟思维"（危险来了鸵鸟把头扎到沙子里，就看不见危险了，即愚弄自己的行为）。身体患病，无论体检还是不体检它都会存在，早发现肯定是好事，如果不存在，也不会因为体检而发生。笔者想起在日本见到的一个旅游大巴司机，都快八十岁了还照样掌握大方向盘。笔者赞扬他身体好，他说："哎，身体不行，都得了三次癌了，不过都发现得早，都治好了！"笔者觉得这才是对待健康和癌症的正确方法。年龄我们无法改变，年龄大了就可能会得高血压、糖尿病或癌症等慢性病，早发现并且治好它（高血压和糖尿病等不是治好，而是吃药维持好正常的血压和血糖），继续享受有质量的老年生活，才是该有的健康态度。

第三个，看到周围人得了结直肠癌，自己赶紧到医院做肠镜检查。经常碰到患者来开肠镜检查单，一问原因，说他朋友得了肠癌，自己紧张地赶紧来查个肠镜。这时候笔者会反问他，那比肠癌更多见的肺癌，你怎么不怕呢？还有比肠癌更可怕的食管癌、胰腺癌，你怎么不怕呢？单独做一个肠镜，对肠癌的早期发现是很有用的，但对其他癌症的早期发现就没有作用了，要体检就应该系统全面地检查。

最后，体检项目不是自己决定的，也不是参加了单位的体检或者体检中心的套餐就算科学体检了，而是有规范和系统方法的。这里笔者汇总了国家各个癌肿和高血压等慢性病早期发现专家共识，大家可以按照自己的年龄对照查阅（表 4-1）。注意：如果已经得了某种病，或者有明显的遗传性疾病或者家族癌症聚集现象，则此表不适用。

表 4-1　综合各种慢性病筛查指南的筛查计划

性别	身高、体重、血压检测	尿、粪常规	血常规、肝肾功、血脂	心电图	超声检查（肝胆胰甲状腺）（男：前列腺）（女：乳腺、子宫附件）	传染性指标系列	妇科 HPV 及 TCT 检查	肿瘤标志物全套（男）（女）	无痛胃镜	无痛肠镜	胸部低剂量 CT
	必查	必查	必查	必查	必查	一般人群 3~5 年检查一次（可调整）	3 年检查一次，连续两次阴性可 5 年检查一次（可调整）	40 岁以上每年检查一次（必查）	男性 40 岁开始，女性 45 岁开始，每 2~3 年一次（可调整）	50 岁开始，每 5 年一次（可调整）	吸烟 400 支／年者 50 岁开始，不吸烟者 55 岁开始，每年一次
30 岁　男	√	√	√	√	√						
30 岁　女	√	√	√	√	√	√	√				
31 岁　男	√	√	√	√	√						
31 岁　女	√	√	√	√	√	√					
32 岁　男	√	√	√	√	√	√					
32 岁　女	√	√	√	√	√	√	√				
33 岁　男	√	√	√	√	√						
可与 32 岁互调　女	√	√	√	√	√						
34 岁　男	√	√	√	√	√						
34 岁　女	√	√	√	√	√						

有些检查 3 年查一次，为了方便，都写在逢 2 和 7 年份，可以由用户调整到逢 3 和 8 年份

续表

性别		身高、体重、血压检测	尿、粪常规	血常规肝肾功、血脂	心电图	超声检查（肝胆胰甲状腺）（男：前列腺）（女：乳腺、子宫附件）	传染性指标系列	妇科HPV及TCT检查	肿瘤标志物全套（男）（女）	无痛胃镜	无痛肠镜	胸部低剂量CT
35岁	男	√	√	√	√	√	√					
	女	√	√	√	√	√	√	√				
36岁	男	√	√	√	√	√						
	女	√	√	√	√	√						
37岁	男	√	√	√	√	√	√					
	女	√	√	√	√	√	√	√				
38岁	男	√	√	√	√	√						
可与37岁互调	女	√	√	√	√	√						
39岁	男	√	√	√	√	√						
	女	√	√	√	√	√						
40岁	男	√	√	√	√	√	√		√	√		
	女	√	√	√	√	√	√		√			
41岁	男	√	√	√	√	√			√			
	女	√	√	√	√	√		√	√			
42岁	男	√	√	√	√	√	√		√	√		
	女	√	√	√	√	√	√	√	√			

续表

年龄	性别	身高、体重、血压检测	血常规、尿、粪常规	肝肾功、血脂	心电图	超声检查（肝胆胰甲状腺）（男：前列腺）（女：乳腺、子宫附件）	传染性指标系列	妇科HPV及TCT检查	肿瘤标志物全套（男）（女）	无痛胃镜	无痛肠镜	胸部低剂量CT
43岁	男	√	√	√	√	√			√			
可与42岁互调	女	√	√	√	√	√			√			
44岁	男	√	√	√	√	√			√			
	女	√	√	√	√	√			√			
45岁	男	√	√	√	√	√	√		√	√		
	女	√	√	√	√	√	√	√	√	√		
46岁	男	√	√	√	√	√			√			
	女	√	√	√	√	√			√			
47岁	男	√	√	√	√	√	√		√	√		
	女	√	√	√	√	√	√	√	√	√		
48岁	男	√	√	√	√	√			√			
可与47岁互调	女	√	√	√	√	√			√			
49岁	男	√	√	√	√	√			√			
	女	√	√	√	√	√			√			

续表

性别	身高、体重、血压检测	尿、粪常规	血常规、肝肾功、血脂	心电图	超声检查（肝胆胰甲状腺（男：前列腺）（女：乳腺、子宫附件））	传染性指标系列	妇科HPV及TCT检查	肿瘤标志物全套（男）（女）	无痛胃镜	无痛肠镜	胸部低剂量CT
50岁 男	√	√	√	√	√	√		√	√	√	√（吸烟）
女	√	√	√	√	√	√	√	√	√	√	√（吸烟）
51岁 男	√	√	√	√	√			√			（吸烟）
女	√	√	√	√	√		√	√			（吸烟）
52岁 男	√	√	√	√	√	√		√	√		（吸烟）
女	√	√	√	√	√	√	√	√	√		（吸烟）
53岁 男	√	√	√	√	√			√			（吸烟）
可与52岁互调 女	√	√	√	√	√		√				（吸烟）
54岁 男	√	√	√	√	√			√			（吸烟）
女	√	√	√	√	√			√			（吸烟）
55岁 男	√	√	√	√	√	√		√	√	√	√
女	√	√	√	√	√	√	√	√	√	√	√
56岁 男	√	√	√	√	√			√			√
女	√	√	√	√	√			√			√

57岁至77岁，只分查体大小年，逢0或5是大查体。逢2和7也是大查体，包含胃镜但不包含肠镜，可以和3和8互换

第二节　早期发现结直肠癌的其他方法

虽然对于 50 岁以上人群，采用每 5 年做一次肠镜的方法是早期发现结直肠癌的有效方法，但是也要考虑我国的国情。主要存在以下问题：

● 我国人口基数巨大，45 ~ 75 岁人口总数将达 4 亿人，每年应该做肠镜的人口数量为 1.9 亿。

● 我国肠镜设备数量不足，估计每年能完成肠镜检查人数不足 4 000 万例，难以完成检查任务。

● 我国缺乏足够多有经验的肠镜医生。

● 肠道准备不良、非无痛检查等因素会导致腺瘤和早期癌漏检率增高。

● 属于有创检查，有一定并发症。

总之，完全靠肠镜提高结直肠癌的早期发现率，在我国并不现实。找到一种灵敏度较高、特异度可接受的无创方法来筛查结直肠腺瘤和早期癌，在我国有着非常重要的临床意义。目前可用的结直肠癌无创检查方法有大便隐血检查，粪便DNA 检测和血液检测。

一、大便隐血检测

肠道发生的恶性肿瘤，多少都会有出血现象。消化道出血时，血液中的红细胞被消化、分解、破坏，但是血红蛋白依然存在。检查大便中的含铁物质、血红蛋白或转铁蛋白，就有可能发现消化道出血。该检查又分为三种。

1. 化学法粪便隐血试验

此项检测就是普通粪常规中的"大便隐血"，也叫邻联甲苯胺法（OB 法），实际是检测粪便中的"亚铁血红素"。简单便宜，但是敏感度和特异度并不高（不足 50%）。原因一是正常饮食中会有含铁物质，肉类、动物血等会使结果产生假阳性；二是腺瘤和早期癌出血量少于 1 毫升 /24 小时情况下，也难以检出。

2. 免疫法粪便隐血试验（iFOBT 或 FIT）

这种技术避免了化学法粪便隐血试验对人类血液"不够专一"的情况。利用针对人血红蛋白的单克隆或多克隆抗体，通过检测粪便中人血红蛋白抗原等成分来检测肠道的出血情况，该技术可检测出粪便中较低浓度的血红蛋白，且不受饮食成分的干扰。其受干扰的因素主要有两方面，一是痔疮出血、月经出血会使结果产生假阳性；二是酒精和一些药物，如阿司匹林类药物会使胃肠黏膜少量渗血，导致结果假阳性。免疫法粪便隐血试验的灵敏度可达 80%～85%，特异度可达 90%～95%，适合在我国推广。当然，80%～85% 的灵敏度还是意味着有 15%～20% 的早期结直肠癌患者没有通过该检查发现，还需要有更灵敏的方法。

3. 粪便转铁蛋白试验（transferrin，Tf）

在消化道出血时，除了血液中的红细胞会进入肠道外，血清中有一种"转铁蛋白"也会进入肠道内，正常情况下这种转铁蛋白在消化道中几乎不存在。而且，粪便中转铁蛋白的稳定性高于血红蛋白，不受消化酶和细菌分解。有研究表明粪便转铁蛋白试验对于直径大于 1 厘米的结肠癌及腺瘤检出的敏感性为 89%，可以和免疫法粪便隐血试验联合使用。问题依然是这些方法检查的是消化道出血，会受到其他消化道出血疾病的干扰。

二、粪便 DNA 检测

结直肠腺瘤或早期癌都会有腺瘤细胞或癌细胞脱落到粪便中。这些细胞和其他正常细胞相比，会有一些不同的 DNA 片段（称为检测靶点）。用极高敏感性的 PCR 方法（聚合酶链式反应是一种用于放大扩增特定的 DNA 片段的分子生物学技术）检测粪便中这些特殊的 DNA 片段，就可用于判断结直肠有无腺瘤或早期癌，这就是粪便 DNA 检测的原理。特别是多靶点联合检测，可以进一步提高效果。这种检测方法不受饮食、药物和其他疾病的干扰，在 2014 年就被美国 FDA 批准上市，我国目前也有几种粪便 DNA 检测产品被批准上市，患者甚至不用去医院，在网上就可以购买检测试剂盒，按要求将大便存入后寄回给厂家，就可以得到粪便 DNA 检测的报告，准确度可以达到 90% 左右，需要查体的患者可以咨询医院体检中心的医生。

其实，有健康愿望的人不用太纠结选择哪个产品，关键是要行动起来。各家产品都是有医疗器械注册证的，都有比较好的表现。我国老百姓目前的问题是很多人自身健康意识和健康知识太差，不把自己的健康当回事，也不知道有这些方便的结直肠癌早期发现方法。

三、结直肠癌相关血液肿瘤标志物等其他检查方法

除了电子结肠镜和粪便检测之外，早期发现结直肠癌的方法还有血液肿瘤标志物检测和血液 ctDNA 检测。

顾名思义，血液肿瘤标志物是指血液中存在的能显示肿瘤存在的物质。肿瘤标志物主要是指在恶性肿瘤发生和生长过程中，由肿瘤细胞分泌的或由机体对肿瘤细胞产生的，不同于人体的物质或者显著增高的物质。目前肿瘤标志物和结直肠癌相关的主要是 CEA 和 Ca199，CEA 中文叫"癌胚抗原"，Ca199 的中文叫"糖类抗原 199"。

理想的肿瘤标志物能够 100% 准确反映特定的某种肿瘤是否存在和发展程度，甚至能够反映疾病治疗效果。可惜 CEA 在结直肠癌患者中的表达率为 30%~60%（病期早表达率低，病期晚表达率高一些，Ca199 是 20%~60%）。因此有相当一部分患者并不出现 CEA 和 Ca199 升高，同时有一小部分正常人也会出现 CEA 或 Ca199 升高。医学上把有结直肠癌患者出现肿瘤标志物升高的概率称为"敏感度"，把正常人肿瘤标志物不升高的概率称为"特异度"。

其实肿瘤标志物的特异度还是挺高的，比如 CEA 的特异度可以达到 98%。但是，由于结直肠癌在正常人群中的发病率比较低（每十万人口三十例左右），如果靠这个方法来做结直肠癌的早期发现是有些问题的。给大家算个账：如果在一万个人中有 3 个结直肠癌患者，用 CEA 检测方法会有 9 800 个人显示 CEA 不升高（10 000×98% = 9 800），有 200 个人会显示 CEA 升高（10 000–9 800 = 200），那么就需要对这 200 个人做肠镜检查来筛查其中的 2 个结直肠癌患者，更何况其他肿瘤也会导致 CEA 升高，还得对 198 个人做更多的检查才能排除有问题，从公共卫生的角度讲，实在是太不划算了。所以单用肿瘤标志物筛查结直肠癌是不可取的，可行的方法还是要对应当体检的人进行综合的疾病筛查。

但是，无论术前、治疗中还是治疗后的 CEA 和 Ca199 检测，对于已经确诊结直肠癌的患者是有必要的，毕竟这种方法无创、简单也相对便宜。如果治疗中出现 CEA 和 Ca199 的降低，往往是治疗有效的表现，反之则是治疗效果不好，当然也要结合影像上肿瘤大小的变化。按照中国临床肿瘤学会《结直肠癌诊疗指南 2023》的建议，如果在随访复查中出现 CEA 或 Ca199 的升高，要重视增强 CT、磁共振的检查，包括肠镜，甚至可以考虑 PET-CT 的检查。但如果这些检查没有发现异常，就只能三个月后再查，但是不能将单纯的 CEA 和 Ca199 升高作为开始化疗或放疗的指征。

理论上肿瘤细胞在体内一定会存在坏死、脱落的情况，从而会在血液中存在循环肿瘤 DNA（circulating tumor DNA，ctDNA）和循环肿瘤细胞（circulating tumor cells，CTC）。由于要采用基因测序等方法，价格较贵，并不适合早期筛查，但在患者中的应用价值正在逐步受到重视，也是研究的热点，对其检测或能更早地预测肿瘤复发。

第三节　《中国早期结直肠癌筛查流程专家共识意见》解读

由我国多名专家共同讨论并撰写的《中国早期结直肠癌筛查流程专家共识意见》，目前最新的是 2019 版，其中开篇就指出"目前，我国结直肠癌 5 年生存率远低于美国和日韩，早期结直肠癌的诊断率＜ 10%。为改变我国结直肠癌高发病率、高病死率和低早期诊断率的现状，早期结直肠癌筛查措施亟待在国内推广"。

对于早期结直肠癌筛查措施的讨论，也明确了"我国人口基数大，人均结肠镜资源极其匮乏"的现状。国内另一项多中心临床研究（共纳入 500 例患者，包括 132 例结直肠癌患者）显示，采用人类 SFRP2 和 SDC2 基因甲基化联合检测试剂盒（荧光 PCR 法）诊断结肠癌和进展期腺瘤的灵敏度分别达 97.7% 和 57.9%，显著高于 FIT 法（分别为 69.7% 和 21.1%），区分良性息肉、其他肿瘤或非癌性结肠病变的特异度也显著高于 FIT（90.5% 和 73.0%）。

最后，该共识给出了我国早期结直肠癌人群筛查流程图（图 4-2），这里解读一下：

（1）50 ～ 75 岁人群适合进入结直肠癌筛查范围。

（2）将"结直肠癌筛查评分 / 问卷"和"FIT 和 / 或粪便 DNA 检测"结合，把筛查人群分为"高危人群"和"一般非高危人群"。这项工作不一定非要到医院由医生执行，有一定文化知识的人完全可以自己执行。其中 FIT 要到医院做检查，适合经济情况一般的人群；粪便 DNA 检测可以自己购买产品，一次几百元，适合经济情况稍好的人群使用，也可以两个都做。

（3）如果是调查问卷中有任何一项高危，或者 FIT/ 粪便 DNA 检测阳性，则是"高危人群"，应该到医院做肠镜，而且应该肠道准备充分，争取做高质量的

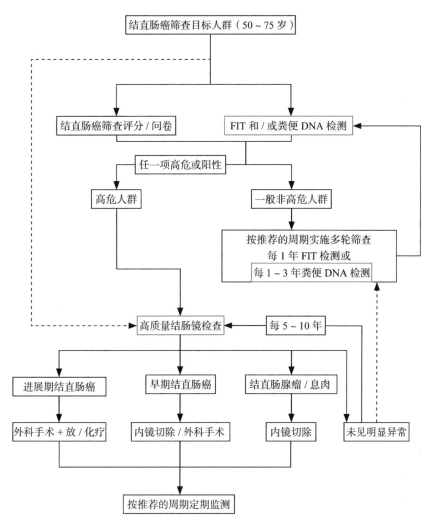

图 4-2 《中国早期结直肠癌筛查流程专家共识意见》中建议的我国结直肠癌筛查流程图

无痛肠镜。如果发现有疾病（包括腺瘤），则做相应的切除治疗。如果肠镜没有问题，则第二年继续"结直肠癌筛查评分/问卷"和"FIT和/或粪便DNA检测"结合，如果依然是"高危人群"，则当年不用做肠镜，保证每5～10年做一次肠镜。

（4）如果调查问卷中没有高危因素，FIT/粪便DNA检测也是阴性，则是"一般非高危人群"，无需进行肠镜检查，只需每年做一次调查问卷和FIT检测，加上1～3年一次粪便DNA检测，如果终身都是"一般非高危人群"（即问卷、FIT/粪便DNA检测始终没有问题），则终身不用做肠镜检查。

附表一：结直肠癌筛查评分（APCS）（表 4-2）

表 4-2　亚太结直肠癌筛查评分（APCS）

危险因素	标准	分值
年龄	＜ 50 岁	0 分
	50 ~ 69 岁	1 分
	≥ 70 岁	2 分
性别	女性	0 分
	男性	1 分
一级亲属中是否有结直肠癌	无	0 分
	有	2 分
吸烟状况	不吸烟	0 分
	现在吸烟或既往吸烟	1 分

APCS 将人群分为低危（0 ~ 1 分）、中危（2 ~ 3 分）、高危（4 ~ 7 分）。将 APCS 评估为高危者记为"APCS（＋）"，中、低危者记为"APCS（－）"。如果是高危，建议肠镜检查。

附表二：大肠癌筛查高危因素量化问卷（HRFQ）

2011 年发布的《中国结直肠肿瘤筛查早诊早治和综合预防共识意见》中的附件，除了使用者基本信息部分外，主要问题如下。

1. 本人有无慢性腹泻史　①有　②无

2. 本人有无慢性便秘史　①有　②无

3. 本人有无黏液和 / 或血便史　①有　②无

4. 本人有无慢性阑尾炎或阑尾切除史　①有　②无

5. 本人有无慢性胆囊炎或胆囊切除史　①有　②无

6. 近二十年来本人有无不良生活事件史　①有　②无

如有下列情况，请打"√"：①离婚　②配偶死亡　③一级亲属死亡　④子女下岗　⑤其他

7. 本人有无癌症史　①有　②无　③如有，请具体描述

什么癌：_____　发病时多少岁：_____　诊断医院：_____

8. 本人有无肠息肉史　①有　②无

9. 一级亲属（父、母、兄弟姐妹、子女）肠癌史　①有　②无　③不详

谁：_____ 发病时几岁：_____ 在世与否：_____

谁：_____ 发病时几岁：_____ 在世与否：_____

谁：_____ 发病时几岁：_____ 在世与否：_____

10. 吸烟史：连续吸烟的时间：_____ 每天吸烟量：_____ 支

11. 你认为重要的其他疾病：

在这份高危因素量化问卷中，符合 HRFQ 问卷以下任何一项或以上者，列为 HRFQ 高危人群：（1）一级亲属有结直肠癌史；（2）本人有癌症史（任何恶性肿瘤病史）；（3）本人有肠道息肉史；（4）同时具有以下两项及两项以上者：①慢性便秘（近两年来便秘每年在 2 个月以上）；②慢性腹泻（近两年来腹泻累计持续超过 3 个月，每次发作持续时间在 1 周以上）；③黏液血便；④不良生活事件史（发生在近 20 年内，并在事件发生后对调查对象造成较大精神创伤或痛苦）；⑤慢性阑尾炎或阑尾切除史；⑥慢性胆道疾病史或胆囊切除史。将 HRFQ 高危者记为"HRFQ（＋）"，非高危者记为"HRFQ（－）"。

第四节　千万别给自己诊断痔疮

几乎每次上门诊，总会有几个拿着肠镜和活检病理报告，确诊直肠癌的患者来找笔者，检查后发现基本上肿块都不小了。这些患者有症状都两三个月了，有的甚至超过半年，问为什么不及早就诊，患者的回答基本是"大便带血几个月了，想着是痔疮，买了些药用了，症状也没好，最近越来越重了才下决心做个肠镜，结果肿块就这么大了"。

在年龄大一些的人群中，痔疮非常多见，不是什么大病，也不会发展为直肠癌。但是，痔疮和直肠癌的症状都是"大便带血"，只不过痔疮是大便时带鲜血，直肠癌是大便表面带黏液和脓血，但是这种区别老百姓根本分不清，很多直肠癌患者就是自己误诊以为是痔疮耽误了（图 4-3）。

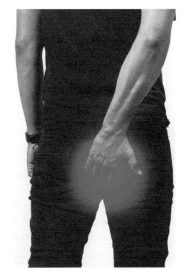

图 4-3　有大便带血时需区别痔疮和直肠癌

所以一旦发现有大便带血，或者大便变细、大便困难，一定要找医生看一下，最起码做个"肛门指诊"。俗话说不怕一万，就怕万一，万一是直肠癌，早一个月发现治疗效果都不一样。对自己的健康负责，就是对自己和家庭最大的负责。

扫码观看
专家视频讲解

很多患者家属拿着肠镜和活检报告，着急地说："大夫，我们这个是肠癌了，是早期还是晚期？能不能治好？赶紧给我们手术吧！"这时候我总会讲一个比喻：我们可以把这个癌肿比作一棵树，当然这是不好的树，需要连根挖掉。但是你现在只给了医生一片树叶（肠镜活检结果相当于从肿瘤上面取下来的一片"树叶"），从这片树叶医生可以知道这是一棵什么树，但是这棵树有多粗、树根有多深（对肠壁和周围组织的侵犯深度）？这棵树有没有在别的地方开枝散叶（有没有身体其他地方的转移）？这些医生从这片树叶是看不出来的。医生需要对肿瘤所在的部位和患者身体各器官进行全面评估，然后才能对治疗方案进行选择和优化，制定一个对患者来说获益最多的治疗方案。治疗肿瘤的手段除了手术还有很多，比如放疗、化疗、靶向治疗、免疫治疗以及其他手段。如果评估结果提示适合手术，那就应该尽早安排手术治疗，如果发现时病期较晚或者有转移，就必须安排手术前的放疗、化疗、靶向或者免疫治疗来进行转化，把不能手术的情况变成可以手术的，把直接手术后复发转移可能性大的变成可能性小的，甚至可以把不能保留的肛门最终保留下来。进行这样的转化治疗，患者不但最终能把肿瘤切除，还能从优化后的治疗方案中获得更高的治愈率和更好的生存质量。如果不适合立即做手术，就不能硬做，硬做不会达到治愈的目的，甚至还可能比不做手术结果差。笔者经常给患者家属说："患者来医院的目的是把病看好，而不是为了做手术。癌症不同于阑尾炎等单纯手术就可以治愈的疾病，如果着急把手术做了，但是术后复发率和转移率比进行术前治疗后再手术高很多，这样的直接手术就是把患者害了。"

第一节　结直肠癌术前需要完善的检查

如果患者确诊了结直肠癌，应该完善哪些检查呢？因为癌症是比较严重的疾病，需要完善的检查还真是挺多，但每一项都不是多余的，这里尽量解释清楚为什么要做这些检查。

一、仔细询问既往病史和家族病史

患者的既往病史，包括高血压病、糖尿病、痛风、心脑血管疾病、精神疾病史以及手术史等，都应该事无巨细地告诉医生，甚至是输卵管结扎，都会影响到手术方法的选择。另外，和患者有血缘关系的父母、亲戚患过什么重大疾病，是什么原因去世的，也都应该告诉医生，医生会根据这些信息判断患者的结直肠癌有没有可能是特殊类型的，或者判断患者高血压病、糖尿病等对手术及治疗的影响。遗传相关结直肠癌具体有哪些？可以参考本书第二章。

二、肠镜

肠镜也称为"电子结肠镜"，是一个示指粗细的软管，可以控制前端的方向，前端有光源和摄像头，管子里面还有冲洗、吸引和活检的通路（图 5-1）。

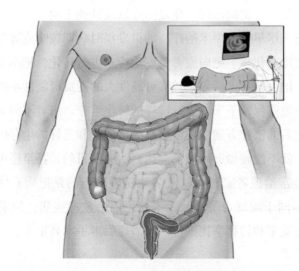

图 5-1　电子结肠镜示意图

　　在发现结直肠癌时，患者往往已经做过肠镜了。但是医生建议，如果第一次肠镜观察到了整个肠管，就不用再做肠镜了；但如果第一次肠镜没有做到良好的肠道准备，没有通过肠镜完全观察整个结肠，那么值得再做一次有良好肠道准备的肠镜。因为结肠其他位置有没有病变，对制定整体治疗方案也很重要。如果由于结直肠肿瘤较大，肠镜不能通过，可以考虑在术中进行肠镜检查，也可以术后3个月内补做一次准备良好的肠镜。

　　做肠镜时医生会向结肠内充气，所以检查后放屁较多是正常的。如果出现便血、腹痛、呕吐等症状，请及时和医生联系。

三、胸部 CT

　　做胸部 CT 是为了检查肺脏及胸腔有没有结直肠癌的临床可见的转移灶（图 5-2，5-3），如果什么肿块都没有当然好，如果有肿块也需要和结核、炎性结节等其他疾病鉴别，甚至有时需要通过穿刺活检确诊。

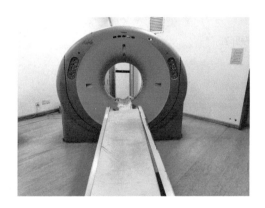

图 5-2　肺部有无转移，必须靠 CT 检查来确定，磁共振不适用

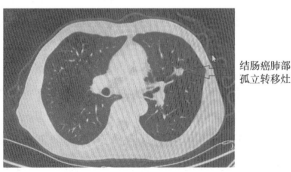

结肠癌肺部
孤立转移灶

图 5-3　红色箭头为肺部的转移瘤

四、全腹增强 CT，有必要者做肝脏普美显磁共振

做全腹 CT 是为了检查肝脏及腹腔有没有结直肠癌的临床转移灶，结直肠的血流大部分首先流回肝脏，结直肠癌发生转移时肝脏最多见，所以肝脏是重点检查的脏器。如果普通 CT 平扫有肝脏可疑肿块，需要进一步通过增强 CT 或者普美显磁共振检查来确诊（图 5-4）。同时，结直肠癌还有向腹腔转移的可能，全腹 CT 可以做一个初步的评估，如果怀疑有问题，再做增强 CT 来确诊。其实笔者建议对于结直肠癌局部肿块比较大、有可疑淋巴结转移者，术前可以直接进行肝脏普美显磁共振检查，因为结直肠癌最多见的转移部位是肝脏，而普通 CT 对肝脏转移灶的发现能力不如肝脏普美显磁共振检查。

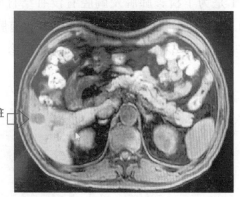

直肠癌磁共振肝脏
孤立转移灶

图 5-4　术前的肝脏普美显磁共振检查，红色箭头为肝脏转移瘤

五、盆腔磁共振（直肠癌必须做，结肠癌如果增强 CT 不能看清，也可使用）

磁共振比 CT 能更清楚地显示直肠等软组织的细微结构，除非有心脏起搏器、钢板植入或者其他一些不能进行磁共振检查的情况，否则直肠癌患者都应该进行直肠磁共振检查（图 5-5）。这是为了评估直肠癌的侵犯深度，这一点经常决定患者是可以直接手术，还是需要术前治疗后再手术，这也是最复杂的、需要重点讨论的检测项目，往往需要磁共振平扫＋增强＋弥散加权检查（图 5-6）。大家可以简单地把磁共振下的直肠癌侵犯深度理解为四层，最浅的是黏膜和黏膜下层（专业上称为 T1），深一点的是肿瘤向下延伸但不超过肠壁肌层（T2），一般条件的磁共振对 T1 与 T2 的区分并不可靠，报告一般为 T1/T2，要想分清 T1 还是 T2，要做超声肠镜。肿瘤超过肠壁肌层并延伸入直肠系膜脂肪时称为 T3，

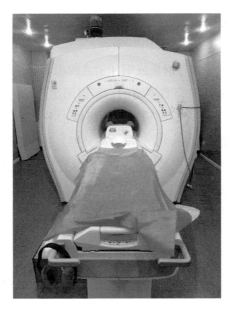

图 5-5　磁共振是直肠癌不可缺少的重要检查

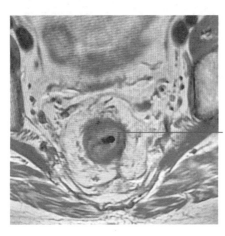

直肠磁共振可以在术前
对直肠癌病灶进行分期

图 5-6　**直肠癌磁共振检查**

注：直肠癌磁共振检查是直肠癌术前非常重要的一项检查，应该进行磁共振平扫+增强+弥散加权检查，可以进行术前分期，包括脉管侵犯和直肠系膜筋膜侵犯的预测。

肠壁肌层受累时仍是 T2，只有穿透肠壁肌层才是 T3。T4 是肿瘤延伸至邻近器官或结构，比如肛提肌、前列腺等。

　　除了评估直肠癌的侵犯深度，磁共振也能用于直肠癌盆腔淋巴结是否转移的预判。如果磁共振高度怀疑直肠周围淋巴结转移，特别是转移的淋巴结处于常规直肠癌切除范围之外（称为直肠系膜之外），这个结果很可能改变医生的手术和治疗方案，在欧美国家往往需要术前放疗，在日本等国家支持术中加入侧方淋巴结清扫。

对于不能做磁共振的患者（如有钢板或钢牙植入的患者）来说，只能采用盆腔增强 CT 了。如果病灶较小，CT 是看不清的，可以用超声肠镜的方法。

不过直肠磁共振很考验医院机器水平和影像报告水平，好的磁共振报告不但要包括影像学直肠癌的长度、位置、T 分期、N 分期，还要有癌肿最深处与直肠系膜筋膜（MRF）之间的距离，以及是否有壁外脉管侵犯（EMVI）。如果肿瘤侵犯了直肠系膜筋膜，在磁共振上往往描述为 CRF（＋），就是环周切缘阳性，意味着如果直接手术，很可能不能把癌肿切除干净。

六、超声内镜（针对直肠癌）

超声内镜是在肠镜的前端安装一个小型的超声探头，可以清楚地显示癌肿对肠壁的侵犯深度（图 5-7）。

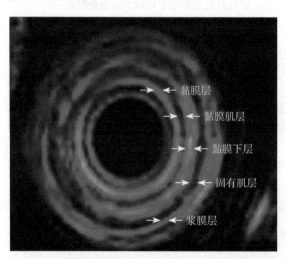

图 5-7　在超声肠镜下，肠壁各个层次可以清晰显像

一般情况下超声内镜不是必须做的，有两种情况可能会使用：一是患者装有心脏起搏器或其他原因（如钢板植入）导致磁共振不能进行，而盆腔 CT 显示癌肿侵犯深度不明确；二是磁共振显示病灶较小，处于 T1 期或者 T2 期（磁共振分辨不清 T1 和 T2），而患者的其他条件满足可以做经肛局部切除（TEM）手术，此时需要超声内镜明确到底是 T1 还是 T2，以决定手术方式（具体经肛局部切除手术相关内容见第七章）。如果是 T1 期，可以做 TEM 手术，如果是 T2 期就要做直肠癌根治术了。

七、肛门指检（针对直肠癌）

由于癌肿病灶在磁共振下的表现不尽相同，磁共振也有不准确的时候。手术医生必须在术前对直肠癌肿进行肛门指检，一般手指可以摸到距离齿状线 6 ~ 8 厘米的肿瘤，通过手指的推动，医生感受肿瘤的大小、位置、与周围器官的关系，与磁共振结果互相印证，避免磁共振的偏差（图 5-8）。甚至对于有经验的医生，有时候指诊结果比磁共振都准确。

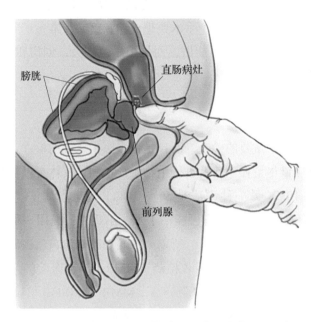

图 5-8　术前医生肛门指诊判断病灶的位置和深度

八、全身一般检查

完成了上述几项针对结直肠癌的检查后，就基本可以掌握这个病灶的情况了。但是是否可以决定手术，或者制定整体治疗计划呢？还不行。因为人体是一个整体，医生还得检查患者的全身情况，患者身体条件是否能够接受全麻手术等等。这些检查称为"术前常规检查"，包括血常规，心电图，肝、肾功能化验（抽血）等。一般年龄大的（60 岁以上），或者既往有其他病史的患者，还需要进行其他一些检查，比如针对近期有骨疼痛的患者可以做骨扫描检查，既往有心脏病的患者可以做心动超声和心脏冠脉 CT 检查，既往有脑梗或者脑出血的患者可以做头颅 CT、头颅磁共振等检查。

九、病理会诊

如果由经验较少的基层医院初步做出结直肠癌的病理诊断，建议在权威的综合三甲医院进行病理会诊，避免可能出现的错误诊断导致治疗方向的偏差。

十、胃镜检查（对于肝区结肠癌）

对于位于肝区的结肠癌，如果上腹部 CT 及增强 CT 显示肿瘤较大，与十二指肠关系紧密，就有必要进行胃镜检查。胃镜一般都可以进入到十二指肠降段，如果看见明显癌肿侵入，那么这个手术要想成功，就必须准备切除结肠和十二指肠的联合手术。这个手术不是不能做，而是手术范围大，创伤和风险也大得多，术前要充分准备。

十一、生物特征检测

最后，有一个非常重要的检查，而且是很多医生忽视的检查，就是所有结直肠癌患者中，都应该尽量在术前就进行生物特征检测，具体有以下几种。

（1）有大约 10%（另一种说法是 5%～10%）的患者属于"免疫型结直肠癌"，这些人无论病情早晚，很有可能不手术、不化疗，只用一种药物（免疫治疗药物）就能达到彻底治好的效果。所以要在病理刚确诊，就去做一项特殊的检查，名字叫"错配修复蛋白免疫组化检测（MMR）"，在医院的病理科申请，或者做"微卫星不稳定性测序（MSI 测序）"，MMR 和 MSI 有很高的一致性。要说明一下，"免疫型结直肠癌"是笔者为了读者好记起的非专业名称，正式的名称为"微卫星高度不稳定型结直肠癌"。其实"免疫型结直肠癌"不仅可以做 MMR 或 MSI 检查，经济情况好的可以做病理组织的"全外显子测序检查"，虽然"全外显子测序检查"要自费，但是可以得到除了 MMR 状态（可以理解为 MSI 状态）之外的一些重要的基因特征，比如肿瘤突变负荷（TMB）、POLE 基因突变、POLD1 基因突变等等，这些也是免疫治疗有效的指标。目前有研究依据的"免疫型结直肠癌"指标有以下几种。

● MSI-H：基因检测显示"微卫星高度不稳定"；

● dMMR：病理科免疫组化显示"错配修复蛋白缺陷"，与 MSI-H 含义相当；

● TMB：基因检测显示"肿瘤突变负荷"，一般以 ≥ 10mut/Mb 为免疫治疗有效的指标，需要全外显子测序，比较昂贵；

● POLD1 基因突变：基因检测显示 POLD1 基因有突变；

- *POLE* 基因突变：基因检测显示 *POLE* 基因有突变；
- CD8 细胞浸润：病理科免疫组化显示肿瘤组织中有 CD8 T 细胞浸润；
- PD-L1 表达：病理科免疫组化显示肿瘤细胞有 PD-L1 表达；
- CD8 细胞浸润和 PD-L1 表达可以用"肿瘤组织免疫评分"这个检查项目代替，而且"肿瘤组织免疫评分"比这两项的评估更全面，但这是一个单独的项目，价格比较贵。

这些指标在后面还会提到，是因为这个理念比较先进，超出了诊疗指南的范畴。但现在的《中华人民共和国医师法》等文件也提到，医生使用新治疗方法需要有研究论文等证据支持，并不一定完全按照指南或药品说明书。这是因为更改指南和药品说明书耗时颇长，患者的临床治疗可不能等那么长时间。

如果患者是这种"免疫型结直肠癌"的类型，依照最新的文献，大概有80% 的概率可以不用手术（图 5-9）。

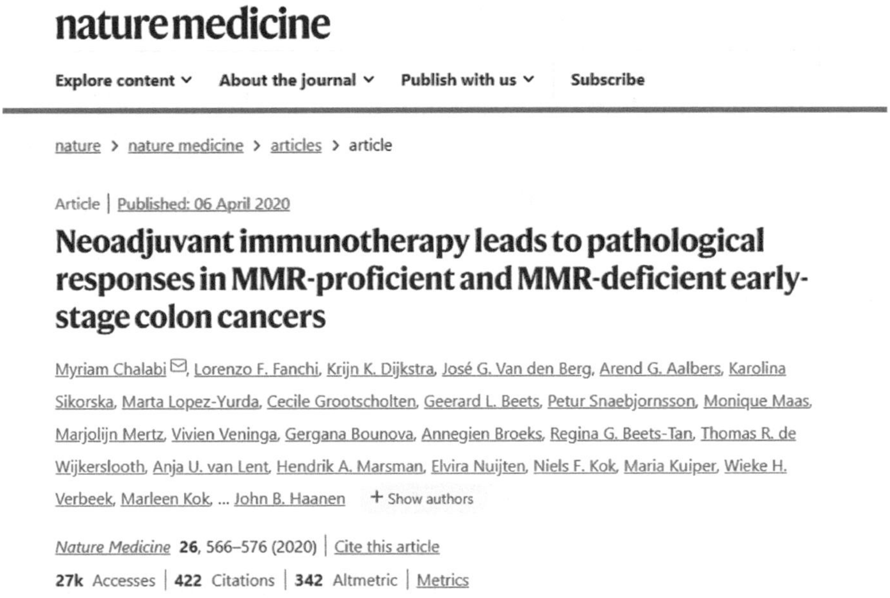

nature medicine

Explore content ∨   About the journal ∨   Publish with us ∨   Subscribe

nature > nature medicine > articles > article

Article | Published: 06 April 2020

Neoadjuvant immunotherapy leads to pathological responses in MMR-proficient and MMR-deficient early-stage colon cancers

Myriam Chalabi ✉, Lorenzo F. Fanchi, Krijn K. Dijkstra, José G. Van den Berg, Arend G. Aalbers, Karolina Sikorska, Marta Lopez-Yurda, Cecile Grootscholten, Geerard L. Beets, Petur Snaebjornsson, Monique Maas, Marjolijn Mertz, Vivien Veninga, Gergana Bounova, Annegien Broeks, Regina G. Beets-Tan, Thomas R. de Wijkerslooth, Anja U. van Lent, Hendrik A. Marsman, Elvira Nuijten, Niels F. Kok, Maria Kuiper, Wieke H. Verbeek, Marleen Kok, ... John B. Haanen   + Show authors

Nature Medicine **26**, 566–576 (2020) | Cite this article

27k Accesses | **422** Citations | **342** Altmetric | Metrics

图 5-9　著名的《*Nature*》子刊在 2020 年发表的文章，显示在手术前对免疫型结直肠癌用免疫治疗效果非常好

大家是不是觉得这种"免疫型结直肠癌"的患者非常幸运，这也是近几年医学的进步，发现某个癌症的某一种特殊类型有特别好的治疗方法。随着医学的进步，这种"特殊人群"会越来越多地被发现，这在医学上也叫作"精准治疗"。

　　补充一句，如果患者真的通过 MMR 或者 MSI 检测确诊为"免疫型结直肠癌"，那么应该抽血进行"胚系突变"检测。如果体内的每一个细胞，而不仅仅是肿瘤细胞，都有这种突变的话，那这个患者就是林奇综合征了（具体见第二章）。

　　（2）对于已有转移或不能切除的直肠癌，或者复发转移的晚期患者，用靶向药物治疗前，需要进行 KRAS、NRAS 和 BRAF V600E 基因突变的检测，医生根据检测结果选择有效率高的靶向药物。也推荐进行"全外显子测序检查"，这里面除了有 KRAS、NRAS 和 BRAF V600E 突变情况外，还可能有其他敏感靶向药物的信息（如 NTRK 融合等）。可能发现的其他罕见基因突变，如果已有针对性的靶向药，可以考虑在推荐治疗方案失效时使用这些备选药物。

　　（3）其他一些病理科免疫组化检测，如 Her2 检测，可以帮助医生决定是否使用"赫赛丁"治疗。其他还有 CD8 免疫组化检测和 PD-L1 免疫组化检测，这些也是是否采用免疫治疗的决定因素。

　　（4）血清肿瘤标志物检测。主要是指癌胚抗原（CEA），CEA 的敏感性并不高，只有 30% ~ 40%，但是便宜且方便。如果术前有 CEA 增高，在今后的复查中可以作为监测指标。

　　上述这些要考虑的检测，并不是画蛇添足，而是对最佳治疗的保障。另外，治疗前还应该考虑一件事，就是如果患者处于生育年龄，在排除了遗传性结直肠癌后，如果患者有今后生育的想法，要告诉医生。在一些治疗，如放疗或者是手术引起的男性勃起功能丧失，是会影响生育功能的。现在已经可以通过预存精子或卵子，帮助解决今后的生育问题。

第二节　结直肠癌基因检测

　　对于结直肠癌的一般检查结果，往往容易看懂，比如胸部 CT 的"正常"还是"转移灶"或"结节考虑转移"。即便是比较难以看懂的盆腔磁共振，也无非就是 T 分期和 N 分期，这在本书的第一章第五节也仔细介绍了。最难理解的就是结直肠癌的基因检测结果，都是一些英文基因名称，再加上检测结果与疾病治疗的关系比较复杂，比较难理解。所以笔者这里单独列出一节，介绍基因检测的内容和作用。笔者总结了一个表格，需要说明的是，有些内容是有争议的，表格内容仅为笔者个人查阅文献和经验的总结（表 5-1）。

表 5-1 常用的基因检测内容和意义

检测内容	发生概率	检测意义	检测标本	检测方法	检测时机
RAS 基因点突变（包括 *KRAS* 和 *NRAS* 基因）	*KRAS* 突变：40%～50% *NRAS* 突变：3.8%	*RAS* 野生型（没有突变）的晚期左半结直肠癌患者能从抗 EGFR 单抗（西妥昔单抗）治疗中获益，但对于右半结肠癌获益不如贝伐珠单抗。而对于 *RAS* 基因突变患者，应用抗 EGFR 单抗则无明确获益，一般采用化疗联合 VEGF 单抗（贝伐珠单抗类药物）	肿瘤组织	PCR 或者二代测序	在转移性结直肠癌患者开始治疗前，或者需要更有力的术前辅助化疗前。在术后体内没有病灶情况下不需要靶向药物治疗和检测
BRAF 基因点突变	5.4%～6.7%，其中 90% 为 *BRAF V600E* 突变	有突变者对西妥昔单抗效果不佳。对 *BRAF V600E* 突变转移性结直肠癌患者的一线治疗应用贝伐珠单抗，二线治疗推荐西妥昔单抗+伊立替康+维莫非尼（BRAF 抑制剂），或者西妥昔单抗+BRAF 抑制剂 ±MEK 抑制剂的联合方案；另外有预后指导作用和确定林奇综合征作用	肿瘤组织	PCR 或者二代测序	在转移性结直肠癌患者开始治疗前，或者需要更有力的术前辅助化疗前。在确诊林奇综合征时，*MLH1* 突变患者必须加做 *MLH1* 甲基化或 *BRAF V600E* 突变检测，如有 *BRAF V600E* 突变则不能确诊为林奇综合征
MSI 状态	5%～10%	MSI-H 状态显示对免疫治疗有效	肿瘤组织	多重荧光 PCR 或二代测序	所有确诊患者
MMR 蛋白	5%～10%	错配修复蛋白缺陷状态显示对免疫治疗有效	肿瘤组织	免疫组化	所有确诊患者
Her-2 扩增/过表达	5%	Her-2 阳性显示对 Her-2 靶向药物治疗有效	肿瘤组织	免疫组化	在转移性结直肠癌患者一线治疗失败时
NTRK 基因融合	0.35%	NTRK 抑制剂（拉罗替尼）仅对携带 NTRK 融合的患者有效，而对突变患者无效	肿瘤组织	免疫组化或二代测序	在转移性结直肠癌患者一线治疗失败时
POLE 基因/*POLD1* 基因突变	6.3%	与高 TMB 和 MSI-H 有相关性，是免疫治疗潜在指标	肿瘤组织	PCR 或二代测序	免疫治疗或一线治疗失败时

续表

检测内容	发生概率	检测意义	检测标本	检测方法	检测时机
RET 基因融合	0.2%	RET 抑制剂（塞普替尼）对携带 RET 融合的患者有效	肿瘤组织	免疫组化或二代测序	在转移性结直肠癌患者一线治疗失败时
PIK3CA 突变	3.5%	PIK3CA 突变的结直肠癌患者使用阿司匹林者能够显著延长总生存时间	肿瘤组织	PCR 或二代测序	在手术治疗后
TMB 检测 ≥ 10mut/MB	30% 左右	免疫治疗指标，有效率有 30% 左右	肿瘤组织	全外显子测序	考虑免疫治疗或一线治疗失败时
UGT1A1	纯合突变率 3%～5%	纯合突变不适合使用伊立替康	肿瘤组织	PCR 或二代测序	使用化疗前
DPYD	部分突变率 3%，完全缺陷率 0.1%	与 5-Fu 和卡培他滨的使用有关，完全缺陷不适合使用	肿瘤组织	PCR 或二代测序	使用化疗前
MRD 检测	每个病期不一致	可能与体内有无微小癌细胞残留有关（研究中）	肿瘤组织 + 术后血液	全外显子测序 + ctDNA 检测	术后辅助治疗前

结直肠癌的基因检测主要分为这几个方面的内容。

一、免疫治疗相关

随着结直肠癌治疗水平的进步，免疫治疗在结直肠癌中的作用越来越重要，甚至经检测属于免疫治疗有效的患者，通过免疫治疗有 80% 左右的人可以达到病灶完全消失，有些患者可以避免手术，即便进行手术也可以降低手术难度和并发症，提高治愈率。所以越来越多的人提倡在结直肠癌刚病理确诊的时候就进行免疫相关的检测（主要是 MMR 和 MSI 检测），而不是等手术后才进行。免疫治疗相关的基因检测包括以下几种。

1. MSI 检测

MSI 检测中文名称为"微卫星不稳定性检测"，基因水平的检测方法主要有两种：一是 PCR 的方法，二是二代测序（NGS），PCR 的方法便宜一些。结果有

MSI-H（微卫星高度不稳定）、MSI-L（微卫星低度不稳定）和 MSS（微卫星稳定）。其中 MSI-H 是免疫治疗有效的人群，MSI-L 的人群一般不适合免疫治疗，但是在其他药物治疗效果不好时也可以考虑加用免疫治疗，MSS 是不适合免疫治疗的人群。

2．TMB 检测

TMB 检测中文名称为"肿瘤突变负荷"，是指每百万基因碱基中被检测出的基因编码错误、碱基替换、基因插入或缺失错误等突变的总数，一般以 ≥ 10mut/Mb 作为免疫治疗有效的指标（但是有效率不如 MSI-H 的人群）。由于必须检测全部基因的情况，需要做全外显子的二代测序，比较昂贵，但阳性率比 MSI-H 高得多，如果经济情况允许还是有必要做的。

3．*POLD1* 基因突变检测

基因检测显示 *POLD1* 基因有无突变。这个比较好理解，有 *POLD1* 基因突变的人群可以考虑免疫治疗。

4．*POLE* 基因突变检测

基因检测显示 *POLE* 基因有无突变，*POLE* 基因突变和 *POLD1* 基因突变往往是一致的，两者突变在结直肠癌中有 5%～8% 的发生概率，*POLE* 基因突变与高 TMB 有很强相关性，同样有 *POLE* 基因突变的人群可以考虑免疫治疗。

5．其他病理科免疫组化项目

某些病理科免疫组化的项目，虽然不是通过基因检测的方法，也是免疫治疗有效的指标，包括以下几种。

（1）MMR 检测（错配修复蛋白检测）：dMMR（错配修复蛋白缺失）是免疫治疗的指标，pMMR（错配修复蛋白正常）不是免疫治疗的指标。其实 MMR 检测和 MSI 检测有高达 95% 左右的相同性，也就是 dMMR 的患者一般基因检测就是 MSI-H，pMMR 的患者一般基因检测就是 MSS 或者 MSI-L。如果出现不同结果，应该以 PCR 的方法为准。

（2）CD8 细胞浸润：也称为"CD8 阳性 T 细胞肿瘤周围浸润"，是肿瘤细胞周围微环境中的一个特点。有较高表达的可以作为免疫治疗的指标。

（3）PD-L1 表达：PD-L1 蛋白作为免疫治疗最直接的靶点，也可以用免疫组化方法分析表达水平。一般用 TPS 评分来表达 PD-L1 蛋白的表达情况，TPS 评分指（PD-L1 染色阳性的肿瘤细胞数 ÷ 样本中存活的肿瘤细胞总数）× 100%，通常情况下 TPS 评分越高，采用免疫治疗的疗效越好。

说了这么多免疫治疗相关检测的指标，是因为免疫治疗效果好，副作用发生机会还比较小。但是检测连同用药是一笔不小的开支，很多检测和用药还是自费的，而且各种检测的阳性率并不是很高，对于免疫治疗效果的指导作用也是不同的，其中 MMR（或者 MSI）是指导性最强的。对于经济情况较好的患者，可以做"全外显子测序 + 肿瘤组织免疫评分"；对于经济情况不太好的患者，在免疫治疗方面最起码也应该做"免疫组化 MMR 检测"。另外，指导免疫治疗有效指标也在不断发展中，可能今后会有更多的指标出现。

二、靶向药物治疗相关

结直肠癌相关靶向药物（注意把免疫药物与靶向药物区分开）的检测有以下几类。需要特别注意的是，在术后辅助治疗，也就是体内没有临床或影像发现的病灶状态下，目前都不提倡在化疗同时使用靶向药物，只有在术前有转移情况下，或者复发转移的情况下，或者术前局部病灶侵犯深需要较大程度缩小病灶时，才有使用靶向药物的指征。指导结直肠癌靶向药物使用的相关检测有以下几种。

1. KRAS 基因突变检测

KRAS 基因在正常细胞是野生型的，在 60% 左右结直肠癌也是野生型的，也就是功能正常状态。KRAS 蛋白功能受到一种 EGR（表皮生长因子）的影响，EGRF（表皮生长因子受体）抑制剂（比如西妥昔单抗）可以阻断 EGF 对癌细胞的促进生长作用。如果 KRAS 基因突变了（在结直肠癌中有 40% 是突变的），就不受 EGR 的指挥了，即便阻断了 EGF 的作用也无法影响到 KRAS 基因的功能，所以 EGFR 抑制剂就不起作用了，这时只能选择其他靶向药物。另外，对于右半结肠癌来说，无论 KRAS、NRAS 和 BRAF 基因是否突变，靶向药物都应该选择贝伐珠单抗。

2. NRAS 基因突变检测

NRAS 基因与 KRAS 基因的功能类似，只是突变率低得多，只有不到 10%。和 KRAS 基因一样，也是突变状态导致 EGFR 抑制剂效果不好。

3. *BRAF* 基因突变检测

结直肠癌中 *BRAF* 基因发生突变的概率是 10% 左右，几乎都发生在 *V600E* 的位点。*BRAF* 又是 KRAS 蛋白作用靶点，即便 KRAS 蛋白功能正常，*BRAF* 基因突变了也会使 EGFR 抑制剂效果不好。但是现在已经有了针对 BRAF 蛋白的抑制剂，比如维莫非尼，所以对于 *BRAF V600E* 基因突变而 *KRAS* 基因没有突变的患者，可以使用西妥昔单抗 + 维莫非尼治疗。

4. *RET* 基因融合和 *NTRK* 基因融合检测

发生概率很低，只适用于转移患者一线治疗无效时。针对 *RET* 基因融合的靶向药是塞普替尼和普拉替尼，针对 *NTRK* 基因融合的靶向药是拉罗替尼和恩曲替尼。

三、化疗药物治疗相关

1. 预测伊立替康副反应的 *UGT1A1*（葡糖醛酸转移酶 1A1）

如果检测结果是"纯合突变型"（发生率 3% ~ 5%），发生严重白细胞减少和腹泻的概率很高，所以这类患者不适合使用伊立替康常规剂量化疗，也就是说如果准备使用伊立替康治疗前，都应该进行 *UGT1A1* 基因的检测。*UGT1A1* 突变类型与伊立替康副作用之间的关系见表 5-2。

表 5-2　*UGT1A1* 突变类型与伊立替康副作用之间的关系

UGT1A1 基因突变	发生频率	4 级中性粒细胞减少症出现率	伊立替康剂量调整
纯合突变型 TA7/7	9.2%	50%	减量一半或密切观察
杂合突变型 TA6/7	38.5%	12.5%	正常剂量或密切观察
正常野生型 TA6/6	46.2%	0	正常剂量

2. 预测氟尿嘧啶和卡培他滨副反应的 *DPYD*（二氢嘧啶脱氢酶基因）

如果 DPD（二氢嘧啶脱氢酶）有部分缺陷，应该减少氟尿嘧啶和卡培他滨的用量；如果 DPD 完全缺陷，应该避免使用氟尿嘧啶和卡培他滨。DPD 部分缺陷的发生率约为 3%，完全缺陷的发生率约为 0.1%。由于发生率低，在使用药物前一般不做检测，对于经济情况较好的患者可以检测。

以上基因的相关检测，很多并没有进入我国医保，但是又和结直肠癌的治疗息息相关，每种检测的概率、对治疗的指导作用和价格也不尽相同，这就要求医生既具备极高的专业知识，又能考虑到患者的经济能力，提供给患者合理的基因检测建议。有些概率小，对治疗的指导意义不是很大的检测，可能对于经济情况不好的患者就不太合适，但是对于经济情况好的患者就是合适的。老百姓多看几遍基因检测知识，也能大体对基因检测内容有一些决策力。

四、术后辅助化疗，以及化疗周期相关的基因检测

手术完整切除了肿瘤，之所以还要考虑需不需要全身治疗，也就是患者体内已经没有拍片子可以发现病灶的情况下（拍片子只能发现直径大于 5mm 的病灶，癌细胞小到显微镜都很难发现），该不该进行化疗？这是肿瘤科医生目前无法准确回答的问题。以前是根据患者的病理分期，术后病理是 Ⅰ 期的，就不用术后治疗了；术后病理是 Ⅱ 期且没有高危因素的，可以化疗也可以观察；术后病理是 Ⅱ 期并且有高危因素的，或者是 Ⅲ 期的，就给予术后治疗。其实这个策略是依照临床概率学方法得来的，比如按照指南对 Ⅲ 期的术后都使用化疗。因为医生也无法确定患者到底有没有肝、肺或手术部位存在肉眼不可见的癌细胞（残留病灶），Ⅲ 期发生潜在转移的概率大一些，所以 Ⅲ 期患者就都需要化疗，这样肯定存在不必要的术后化疗。同样，也有一些 Ⅰ、Ⅱ 期患者术后体内是有残留病灶的，不化疗是治疗不足的。还有术后辅助化疗一般都是 4 ~ 8 个周期，次数是否合适，医生无法给出确定的回答，只是给出概率学的建议。

以前只有通过不断复查，通过 CT 等影像发现病灶，但是影像发现病灶就有点晚了，术后辅助化疗对没有发展成团的、影像发现不了的潜在肿瘤细胞效果最好，血清 CEA 对于残留病灶灵敏度又太低。现在可以通过分析肿瘤细胞特殊的 DNA 突变位点，再监测血液中的这些位点（当然含量很微小，需要超过十万层的深度检测，这种深度检测技术在近年才得到突破），就能回答影像上已经没有病灶情况下，体内有没有残留的肿瘤细胞的问题，这种检测就叫肿瘤微小残留检测（MRD）。如果 MRD 阳性就需要术后治疗，如果 MRD 阴性就不需要术后治疗了，不再依靠疾病的病理分期。这个过程中的技术非常复杂，最难的是通过全外显子测序，选择在血液中容易出现的位点，就是通过缩小检测目标，达到超级深度检测的目的（因为检测目标如果太多，就无法达到深度检测）。这个"缩小

范围"的过程是每一家基因检测公司独有的算法，是最难的一个环节，所以每个基因检测公司的 MRD 检测，质量其实是不一样的。

　　化疗毕竟是给人体使用有毒性的化疗药物，MRD 如果真能确定癌症患者体内是否残留癌细胞，就能使癌症的治疗前进一大步。只是目前这个方法还在临床观察阶段，还在等待几个国际大型临床研究的结论，但是初步结果是好的。

说起结直肠癌的治疗，大家可能会以为结直肠癌只有一套治疗方法。但实际上在专业结直肠癌医生眼里，结直肠癌是有很多种情况的，针对每种情况都有不同的治疗模式。而且，已经制定的治疗模式并不是一成不变的，而是要在治疗过程中不断观察治疗效果，从而不断调整。上一章我们讲到，要确定治疗方案前，需要明确 11 个方面的必要检查和检测，这些检查和检测都是为了全面而准确地评估患者病情，从而选择正确的治疗模式。这个治疗模式还只是从医疗因素考虑，临床实际工作中，患者的经济承受能力、有没有长期接受治疗的便利性和可能性、有没有陪护、患者和家属对治疗模式的理解能力、对某些治疗可能伴随的风险是否愿意承担等等非医疗因素，都是制定治疗方案时要考虑的，需要具体问题具体对待。

　　在此笔者暂不讨论非医疗因素，仅从医疗因素方面介绍结直肠癌的分类和治疗。

　　结直肠癌的治疗，治疗模式在前，或者说治疗方案在前，具体方法在后。如果治疗方案错了，再好的手术也是错的。就是人们常说的，方向跑错了，方法再对也没用。癌症是大病重病，治疗周期长、过程复杂、花费较大，而且往往难以一次性完成治疗，治疗过程中常涉及外科、内科、放疗科、影像科、病理科、核医学科、重症医学科等多个学科协作，需要众多相关专家共同商讨每一位患者的具体治疗方案，即所谓多学科讨论（MDT）（图 6-1）。在很多大型综合三甲医院，MDT 已经成为肿瘤治疗前的常规流程，一旦周全而合理的治疗方案确定，均应严格执行。同时在执行过程中也应该不断复查和监测，出现与预期不同的情况，就需要重新讨论，制定新的治疗方案。

　　下面分别介绍结直肠癌可能出现的病情和应该采取的治疗模式。为了使读者

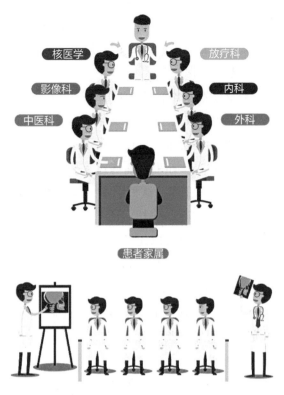

核医学　放疗科

影像科　内科

中医科　外科

患者家属

图6-1　所有癌症患者都应该在治疗前进行 MDT 讨论

一目了然，把应该采用的模式写在最前面，后面再详细说明。随着医学进步，诊疗模式也在不断更新，本书再版时也会及时更新内容。

前面几章基本上结肠癌和直肠癌是一起讨论的，但是在治疗模式上，有些地方需要把结肠癌和直肠癌分开讨论。其他治疗方法差别不大，但是在放疗这个问题上二者的治疗原则有很大差别。

第一节　临床急症患者

如果患者有肠梗阻、严重出血、结肠穿孔等急症，不管肿瘤大小、有无转移，必须先通过放置支架、介入栓塞或者手术等手段先处理可能危及生命的急症，等患者急症解除后再考虑后续治疗。

如果发现结直肠癌时局部病灶较大，有可能会出现梗阻、出血甚至穿孔的情况，如果程度严重，造成了急性肠梗阻、出血不止或者急性腹膜炎，那么哪怕有远处转移，或者病灶太大不能切除，也要先想办法解除急症，病灶能不能彻底切除就不是考虑的首要因素了，保命要紧。

解除梗阻的方法有支架和手术，如果 CT、磁共振等显示手术没有完整切除病灶的把握，在手术之前可以先尝试肠道支架，毕竟手术的目的很可能也只是造瘘解除梗阻，就算病灶能够切除，也往往由于上段肠管的扩张而不能做肠管吻合，也就是要造瘘（图6-2）。如果不能通过支架解除梗阻，或者患者难以忍受安装支架后的疼痛，再考虑手术。这种手术一般称为"探查手术"，意思是根据术中情况决定是切除结肠或直肠病灶，还是只做结肠造瘘。对于出血，也可以先考虑肠镜止血或介入栓塞结直肠主要血管，如果效果不佳，再考虑通过手术切除出血的病灶。肠镜下放置支架、介入栓塞都有一定的失败率，医生要给家属充分说明先试验肠镜下支架、介入等保守方法的好处，以及失败的可能性。家属也应该考虑到保守方法也可能效果不好，但是如果效果好，就避免了一次急诊手术，经过治疗肿瘤缩小后再完整切除，效果更好。

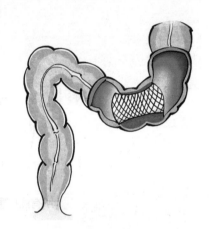

图6-2　有结直肠癌肠道梗阻，可以先考虑支架解除梗阻

第二节　免疫型结直肠癌患者

建议所有结直肠癌患者在术前先进行 MMR 检测，如果是"免疫型"，在没有急症情况下，应该首先考虑免疫治疗。

2019 年前，针对结直肠癌患者，"免疫型"的概念还未正式建立，或者说还没有这个患者的分类。随着近几年免疫治疗在"免疫型结直肠癌"中治疗效果的明确，即便不是早期直肠癌，80% 左右的"免疫型"患者也可以经过免疫治疗达到去除病灶的效果。

大家可能会问，药物治疗后病灶消失了，以后还会再出现吗？会不会耽误了治疗？目前的研究表明，经过 1～2 年的免疫持续治疗，病灶的复发率并不高。而且，只需要 3 个月做一次肠镜，执行一种叫作"观察并等待"的策略，就可以在复发的早期阶段发现病灶，再做手术也不迟。即便不想长期免疫治疗和观察，术前将病灶缩小到非常小的程度再手术，也会降低手术难度和增加整体治疗效果。

笔者在 2021 年夏天见到的一个直肠癌患者，还不到三十岁，没有转移，但是病灶侵犯深度已经到 T4 了，而且距离肛门很近，患者保肛意愿非常强烈。我们没有着急开始术前放化疗，而是先做了病理免疫组化 MMR 检查以及 MSI 基因检测，结果是"错配修复蛋白缺陷型"和"微卫星高度不稳定型"，也就是"免疫型结直肠癌"。在仅仅用了免疫治疗药物（PD-1 药物）后，病灶逐渐缩小，在治疗了 6 个周期后病灶完全消失了。在评估病情并和患者充分沟通后，经患者同意，放弃根治性切除手术（该患者如果做根治性手术保肛效果可能很差），转而行经肛直肠局部切除手术（手术后的病理报告为肿瘤细胞完全消失）。既切除了病灶也保全了肛门功能，至今复查良好。

这类"免疫型"患者是幸运的，享受到了医学进步带来的好处，可惜的是这种"免疫型结直肠癌"只占所有结直肠癌的 10% 左右。当然医学是不断进步的，希望不断会有新的、精准的特效方法使更多的患者获益，得到更完美的治疗。

第三节　非"免疫型结直肠癌"的早期患者

一、直肠癌患者

对于非"免疫型结直肠癌"患者，只要是早期，手术是治疗效果最好的。随着现代医学的进步，超低位保肛甚至极致保肛已经完全可以实现。

目前对于非"免疫型直肠癌"患者，如果肝脏、肺脏以及腹腔没有影像学上的转移，就要非常重视盆腔磁共振检查。真正的结直肠癌外科专家，不会只看磁共振影像报告，而是会在治疗前仔细阅读磁共振图像，分析肿瘤边缘与手术切除界限之间的关系。如果病灶侵犯不深，同时没有肝脏、肺脏以及腹腔转移，而且没有手术切除范围以外的淋巴结转移，则可以考虑直接手术切除。也就是我们前面说的 T1-3a 期，单纯手术就有高达 80% 以上的治愈率，所以手术成为这类患者的标准治疗方案。

特别要注意的是有一种只侵犯到黏膜及黏膜下层（T1，磁共振不能分辨 T1 和 T2，需要超声肠镜区分）的直肠癌，可以不切除整段的直肠，而只需要经肛门切除局部肿瘤和周围的部分肠壁就可以了，这种手术方式叫作经肛内镜下微创手术（TEM 手术），既根治了疾病，又最大程度保留了肛门和直肠功能，具体见本书第七章第一节。

从宏观角度来说，直肠癌手术方式有两种：保留肛门的和不保留肛门的，不论哪一种都是执行直肠癌根治术的原则（行业内称为"全直肠系膜切除术"）。保留肛门的有经腹部切除直肠的手术（即 Dixon 手术，适合于肿瘤位置较高的保肛手术），也有经肛门全直肠系膜切除手术（即 TaTME 手术，适合于肿瘤位置较低的保肛治疗），还有经腹部切除直肠＋经肛切除手术（TME＋ISR 等，也是适合于肿瘤位置较低的保肛治疗）。不保留肛门的一般叫作经腹会阴直肠癌根治术（即 Mile's 手术，适合肿瘤位置较低，不保留肛门）。

以前肿瘤下缘到齿状线的距离如果小于 3 厘米，认为是无法保留肛门的，也就是要做切除肛门的 Mile's 手术，做永久的腹壁造瘘。大约十年前出现了"经肛全直肠系膜切除术式（TaTME 手术）"，肿瘤下缘到齿状线的距离不再是保留肛门功能的障碍，肿瘤侵犯的深度即 T 分期成为可否保肛的关键因素。现在，距离齿状线 0 厘米的一样可以保留肛门功能，当然这需要在开展这种手术方式的医院和需要有这种手术经验的医生。具体每种手术是怎么做的，患者要注意些什么，我们在本书第七章再讨论。

需要说明的是，术前的磁共振检查虽然已经是目前最好的直肠癌侵犯深度的检查方法，但仍有不准确的时候，毕竟磁共振也只是影像学检查，它不能代替术中真实的情况，也不能代替术后显微镜下的病理检查。如果术中发现癌肿的侵犯深度与术前磁共振检查不符合，病变的范围大于术前磁共振估计的情况（当然这种情况不是很多见），就要根据术中的情况决定手术方式，如果医生觉得切除的安全距离不充分，可以在术中用银夹标记肿瘤外侵的部位，术后加放疗。

二、结肠癌患者

对于非"免疫型结直肠癌"的结肠癌患者，只要没有转移，经影像学评估手术能完整切除，相当于分期的 T4a 及 T4a 之前，不论有没有淋巴结转移，直接手术是治疗效果最好的，也是我国《结直肠癌诊疗指南（2023 版）》推荐的。如果术前影像发现有癌肿侵犯结肠周围的器官（T4b），比如肝区结肠癌侵犯十二指肠，或者升结肠癌侵犯输尿管等，可以考虑术前经过化疗及靶向药物治疗使病灶缩小，从而达到根治性切除及减少手术损伤范围的目的。

结肠癌不存在对肛门的威胁，术后排便方面生活质量比低位的直肠癌要好得多。只是对于某些情况，比如结肠梗阻导致近端结肠扩张、水肿明显，患者营养状况差，就不能直接做肠管吻合，需要临时结肠造瘘，等待 3 ~ 6 个月后再进行还纳手术。

对于术后病理报告是比较早期的结直肠癌（T1、T2 期），并且没有淋巴结转移的患者，术后是不需要辅助化疗的。

第四节　术前检查没有转移，但是局部侵犯较深的患者

一、直肠癌患者

对于"局部侵犯较深（即 T3c 及 T4 期）"的直肠癌患者，经常要通过术前治疗（化疗或者放化疗）再手术，甚至要通过半年时间的全程术前治疗再手术，才能取得最好的治疗效果。

这里作者用一个像"手掌和手指"的图来说明初发初治直肠癌的治疗模式。排除本章第一节描述的"急症"和第二节描述的"免疫型"，没有肝、肺影像学转移的直肠癌可以分为"适合做 TEM 手术的""适合直接手术的""适合术前化疗的"以及"适合术前放化疗的"，各个治疗模式的适应指标如图 6-3 所示。

如果术前检查肝脏、肺脏以及腹腔没有影像学上的转移，但是磁共振显示肿瘤边缘与手术切除界限之间的距离较近，甚至已经侵犯了肛门外括约肌或肛提肌（也就是 T4），或者有手术切除范围以外的淋巴结转移可能，这时就不能急着手术了。就像笔者在临床上经常给患者家属说明的："我们来医院的目的是把病看好，而不是为了做手术。如果是阑尾炎、胆结石一样的病，直接手术没问题，但是对于不是早期的直肠癌，直接手术（不论谁来做）都会有比较高的术后局部复发或是转移可能，那直接手术就是害了患者"。由于我国查体和肠镜还普及得不够好，导致我们国家这种"局部侵犯较深"（专业术语叫作"局部进展期"或"局部高度危险组"）的直肠癌患者较多，也就要求医生和患者一定要有术前治疗的理念。

大多数家属和患者在和医生充分沟通后，都能接受术前治疗的建议。基本上 80% 左右的患者经过术前治疗，都可以实现理想的肿瘤退缩，再进行有效的手术治疗。那剩下的大约 20% 的术前辅助治疗无效的患者，岂不是耽误了吗？其

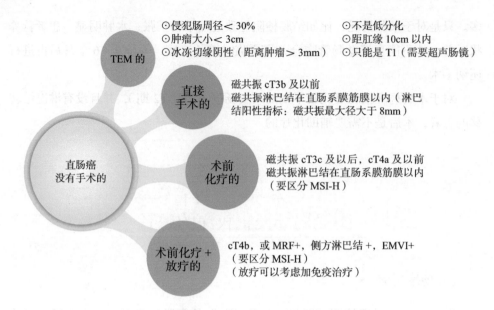

图 6-3　**直肠癌术前，没有肝、肺转移的治疗模式**

注：

（1）对于直接手术和术前治疗的标准，国内外均有所不同。这个模式图更多借鉴的是欧洲指南和我国CSCO指南的注释部分。

（2）术前化疗和术前放化疗的模式不是固定不变的，要不断监测治疗效果。建议先行化疗，如果非常有效就不用放疗了，效果不好可以加上放疗。

（3）术前磁共振的质量对治疗模式的选择影响很大，要求磁共振有与前面对比的详细报告，有时要结合医生肛门指诊的判断。

实不会的，医生会一边治疗，一边通过磁共振等检查不断评估病灶情况（一般治疗两个周期复查一次），当出现治疗无效的情况就会及时终止治疗，改用放疗或手术等其他方案。

对于这种"局部侵犯较深"的直肠癌的术前治疗模式，近几年经历了一个从"三明治模式"到"全程新辅助治疗模式（TNT模式）"的转变（图6-4）。"三明治模式"可以理解为术前先化疗两到四个周期，有必要时加放疗，放疗后再化疗两个周期，然后手术，手术后再进行四到六个周期的化疗。放化疗就像面包片，手术就像肉片被夹在放化疗之间，所以叫"三明治模式"。而"全程新辅助治疗模式"可以理解为术前进行所有的化疗和放疗，然后手术，手术后不再化疗。最新的研究结果表明，对于局部高危的直肠癌，"全程新辅助治疗模式"可以先进行四个周期的化疗，如果化疗效果很好，就不进行放疗了，即"边治疗边观察"，因为同一个方法在不同患者身上所达到的效果有时候差别很大。

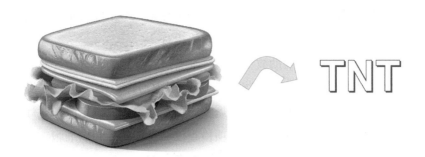

图6-4 局部侵犯较深的结直肠癌的术前治疗正在从"三明治"模式向"全程新辅助治疗模式"转变

"全程新辅助治疗模式"理论上的优点有：①可在较早阶段治疗肝、肺等微转移（微转移是指 CT 和磁共振发现不了的转移癌细胞）；②降低肿瘤负荷及分期；③可避免手术对原始肿瘤结构的破坏，利用肿瘤原始血供，提高药物灌注率；④提高肿瘤完整切除率及肛门功能保留率；⑤与术后放化疗相比，TNT 模式可早期控制症状，具有较高的患者依从性和耐受性，确保剂量强度；⑥尽量杀灭远处潜在转移癌细胞，减少手术引起的肿瘤增殖刺激；⑦对于达到临床病理完全缓解的患者，可以等待观察，规避手术。因此，"全程新辅助治疗模式"已成为极具潜力的研究方向，也已经写入各种直肠癌诊疗规范。当然，"全程新辅助治疗模式"并不能制定好方案就盲目治疗，要在治疗期间严密观察肿瘤变化，还有大约20%的患者对治疗没有反应，这时就要坚决改变方案，及时手术。

还是那句老话，到医院看病不是为了手术，而是为了把病治好。如果局部病灶较大，术后还是要化疗，把术后的治疗提前到术前，并没有增加花费和麻烦，如果能有更好的效果，何乐而不为呢？

补充一点，在局部进展的直肠癌中，对于"免疫型"肯定先考虑免疫药物治疗，对于非"免疫型"的患者，既往一般不考虑免疫药治疗。但是有一些最新的研究表明，在对直肠癌进行短程单次大剂量放疗的同时，用免疫药也会产生比较好的结果（一项 TORCH 临床研究，用这种方法使57.1%的病灶在术前治疗后完全消失了）。其原理大概可以理解为短程单次大剂量放疗杀灭了肿瘤细胞的同时，让肿瘤细胞释放出大量免疫细胞可以识别的抗原，从而使原本对免疫药物不敏感的直肠癌细胞变得敏感起来，甚至远处转移病灶都变得对免疫药敏感了。只是这种在非"免疫型"的患者中使用"短程放疗＋免疫药＋化疗"的模式还太新，缺乏更广泛使用和验证。所以说，术前综合治疗是一个不断进步中的技术，未来一定还会有更好的术前综合治疗方法和模式出现。

在术前辅助化疗或者辅助放化疗后，准备进行手术前，一定要对患者再次进行胸部 CT、腹部 CT、直肠磁共振等检查，因为治疗后疾病是会变化的。如果直肠磁共振显示病灶已经缩小，则还需要肠镜及活检，以确定原来病灶里面的癌细胞已经彻底被消灭的情况。如果各项检查没有发现病灶和癌细胞，这种情况医学上称为"临床完全缓解（cCR）"，总发生率有 15% ~ 25%。特别是在要切除肛门等严重损伤情况下，还要不要手术，是需要慎重考虑的。不然在手术切除后的病理标本中，诊断为"经仔细检查未见肿瘤细胞"，就难以解释了。在国内外的各种结直肠癌指南中是这样说的：在经过严密的检查（甚至包括超声肠镜下的穿刺活检）都没有发现肿瘤细胞存留的情况下，如果考虑手术对患者有比较大的影响，可以采用一种"等待并观察（Wait and Watch）"的策略，即严密观察病灶情况（每三个月做一次肠镜），观察两年如果没有复发就可以避免手术。不过有文献指出，这种"完全缓解"在观察过程中的复发率还是挺高的，2 年内有 25.2%会复发，并且一旦复发影响生存率。所以对于术前辅助放化疗达到"临床完全缓解"的患者，手术仍是标准治疗方式，条件允许的可以考虑"局部切除手术（TEM）"。对于临床完全缓解的患者，到底是等待并观察，还是局部切除手术，或者是根治性手术，是目前医学也没有完全解答清楚的事情，要根据患者的身体情况、肿瘤的位置、手术对患者的影响以及患者对永久造瘘的接受程度等诸多方面综合考虑，并与患者和家属充分沟通后才能决定的。

二、结肠癌，包括直肠上段癌患者

结肠癌的治疗模式比直肠癌简单，没有肝、肺等转移情况下，排除免疫型，只要不是 T4b 期（也就是侵犯其他器官），都是可以直接手术的，不用看局部淋巴结是否转移（图 6-5）。因为放疗对结肠和上段直肠的作用有限，在结肠癌中放疗的应用较少。

如果术前检查肝脏、肺脏以及腹腔没有影像学上的转移，但是腹部 CT 及增强 CT、增强磁共振显示肿瘤较大，且有侵犯周围器官的可能，比如升结肠癌侵犯输尿管，肝区结肠癌侵犯十二指肠，横结肠癌侵犯肠系膜上血管，脾区结肠癌侵犯脾脏，降结肠癌侵犯肾脏，乙状结肠癌侵犯左侧输尿管等情况（就是结直肠癌影像分期的 T4b），是需要术前辅助治疗的。但是与直肠癌不同，术前影像判断结肠癌是 T4a 或者肠旁有淋巴结转移可能的患者，是可以直接手术的。

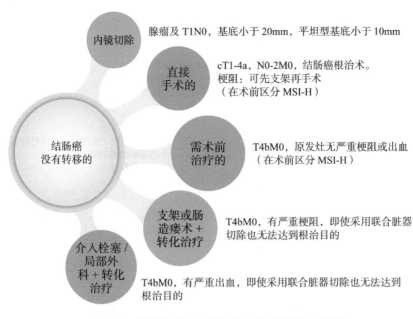

图 6-5 结肠癌术前，没有肝、肺转移的治疗模式

对于没有肝、肺转移，只是局部较晚的 T4b 期结肠癌，如果没有梗阻、出血或穿孔等情况，通过术前治疗使病灶缩小，一方面可以提高根治性手术的概率，另一方面可以减少对周围器官的损害。术前辅助治疗用不用靶向药物（贝伐珠单抗或西妥昔单抗），是有一定争议的。笔者个人经验：如果病灶需要比较大程度的退缩才能手术，是可以加上靶向药物的。

第五节 术前检查有肝脏、肺脏转移的患者

有肝脏、肺脏转移要分为"转移灶能够完全切除或者完全消融"和"转移灶暂时不能完全切除或者消融"，前者可以手术，后者要进行"转化治疗"（也就是通过化疗＋靶向的方法将不能完全切除转变为能够完全切除）后再手术（图 6-6）。

由于结直肠癌的血液首先回到肝脏，所以比较容易发生肝转移，确诊时发

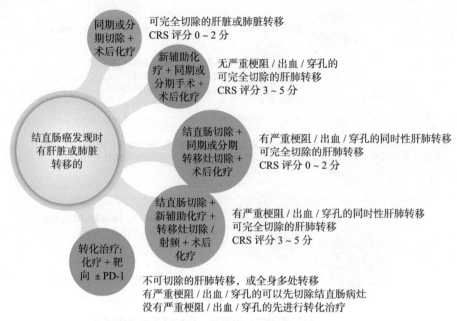

图 6-6　结直肠癌术前，有肝肺转移的治疗模式

现有肝转移的概率有 20%～30%。但是对于结直肠癌的肝转移和肺转移，不同于其他癌症的一点是，依然有机会通过治疗和手术达到较理想的治疗效果，甚至治愈。

　　如果患者确诊时同时发现存在肝转移或肺转移，甚至同时伴有肝和肺转移，这个时候就需要进行多学科会诊（MDT），让肝胆外科来判定肝转移灶是否可以完全消除，让胸外科专家来判定肺转移灶是否可以完全消除。如果能够完全消除，就可以和结肠病灶或直肠病灶手术一起切除（也可以考虑先全身治疗后再手术）。如果身体条件不好，也可以间隔一个月分开手术。对于肝或肺的转移灶，切除是首选的，如果切除有困难或者对身体损害太大，也可以考虑其他消融的方法（如射频、氩氦刀等）。至于是直接手术还是全身化疗后再手术，要做一个 CRS（复发风险评分），0～2 分可以先手术，3～5 分应该先全身化疗。这里解释一下什么叫 CRS 评分，CRS 叫结直肠癌复发风险评分，共 5 个参数：

- 原发肿瘤淋巴结阳性
- 同时性转移或异时性转移，距离原发灶手术时间小于 12 个月

- 肝、肺转移肿瘤数目＞1个
- 术前CEA水平＞200ng/mL
- 肝、肺转移肿瘤最大直径＞5cm

每个项目为1分，0～2分为CRS评分低，3～5分为CRS评分高。该评分决定了有转移的情况下是应该先手术还是应该先全身治疗后再手术，CRS评分越高，术后复发风险越大，手术前化疗越可能获益。

如果转移灶暂时不能完全切除，就要依靠全身治疗，使转移灶缩小，再把结直肠癌手术和转移灶手术一起或者分开切除。这种把不能完全切除的病灶转化为能够完全切除的情况叫作结直肠癌的"转化治疗"（即图6-6中最下面一种情况）。转化治疗一般要由肿瘤内科医生负责，需要考验内科医生的全身治疗水平，到底患者该用哪种化疗方案？三药方案患者身体能否接受？该使用什么靶向药物？能否使用免疫治疗？怎样应对化疗等方法的毒副作用，使化疗能够足量足疗程进行？这些都是需要高水平肿瘤内科医生决定和执行的，所以这种患者往往应该在肿瘤内科先进行治疗，到了能够手术的阶段，再转回手术科室。

这里要排除一个误区，如果肝脏或肺脏转移灶不能完整切除，除非是结直肠病灶造成严重的梗阻或出血，妨碍了全身治疗，否则一定要想办法将转移灶缩小到能完全切除的程度再进行完全切除手术。不然即便把结直肠病灶切除了，但是转移灶没有完全切除，也没有缩小的办法，术后还是不能达到很好的治疗效果。结直肠切除手术也是对患者的一个创伤或者说是打击，对免疫力等有一定影响，如果转移灶没有控制或者一起完全切除，有可能在结直肠手术后造成转移灶急剧增多（手术引起的肿瘤增殖刺激），那样就得不偿失了。

第六节　术前检查有腹腔转移的患者

腹腔孤立转移灶可以连同结直肠病灶一起手术切除。如果是多发转移，可以考虑腹膜剥脱术＋腹腔热灌注。但若腹腔病灶太多，手术机会可能就比较小了。

腹腔转移分为局灶性转移和弥漫性转移。局灶性转移可以通过手术完全切除，特别是近年来"腹膜剥脱术"在局灶性转移中显示出相对好的效果。弥漫性转移常常难以全部清除，这也是导致弥漫性腹腔转移的结直肠癌治疗效果差的主要原因之一，常见于分化程度差的类型。

　　腹腔多发转移是癌细胞通过血流转移到腹腔的肠系膜血管末端，或者癌细胞突破了肠壁的最外层直接播散到腹腔的壁腹膜和脏腹膜。转移灶往往数量众多，难以彻底清除。如果仅仅是播散到腹腔比较局限的部位，通过"腹膜剥脱术＋腹腔热灌注"的局部治疗方法，可以延长生命。除此之外，就只能按照全身转移，进行全身治疗了。弥散的腹腔转移灶，随着病灶的发展和增大，往往造成肠梗阻以及腹水，进而对全身治疗造成阻碍，所以整体治疗效果较差，这也是最棘手的一种结直肠癌状态。即便结直肠癌原发灶造成梗阻、出血或穿孔，手术的目的也只是解除临床急症，并不能达到根治手术的效果（有时手术也解除不了急症），治疗主要靠术后的全身治疗。

第七节　结直肠癌根治术后的辅助治疗模式

　　任何癌症的"根治术"，只是外科为了规范手术切除的范围，按照一定要求进行了标准的器官和周围淋巴、脂肪组织的完整切除的手术，并不是说手术就一定能达到彻底治愈癌症的目的。比如，"直肠癌根治术"就是按照全直肠系膜切除术（TME）的标准范围执行的手术。癌细胞在手术前，已经有可能随着血流潜藏在身体其他部位，比如肝脏、肺脏等，而胸部 CT、上腹磁共振等一般只能发现直径 0.5 厘米左右的肿瘤，而癌细胞小到肉眼都不能发现。这就导致做了"根治术"，但是这个病能不能真正"根治"，还是一个未知数。当然，也有可能术前没有癌细胞转移到其他器官，或者转移了但最终并没有生长起来。有没有癌细胞转移并最终生长为转移灶，是目前医学无法确切回答的问题，也是研究的热点，MRD 检测有可能是解决这个疑问的一种方法（具体见第五章第二节）。

　　既然目前无法确定某一个患者手术后体内是否有残留的癌细胞，所以任何根治术后的辅助化疗，都是一种降低复发转移概率的做法，这是基于既往统计数据做出的一种预防性治疗。下面的治疗建议，根据的是中国临床肿瘤学会的《结直肠癌诊疗指南（2023 版）》，基本逻辑是早期复发转移的概率低，不建议术后辅助化疗，即便术后辅助化疗了也不能进一步提高治愈率；不是早期的患者复发转移的概率高一些，推荐都进行术后辅助化疗。指南推荐的术后治疗原则，不代表早期的不化疗就一定不会有复发或转移，也不代表建议化疗的就是体内一定有残留癌细胞，或者建议化疗就一定能避免复发或转移。这里用两张图来说明结直肠癌术后辅助治疗的原则（图6-7，6-8）。

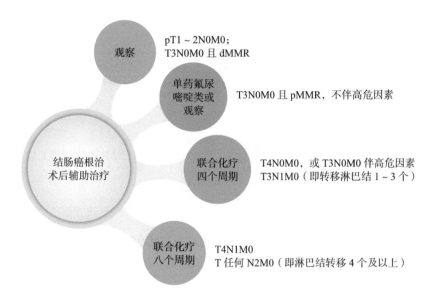

pT1～2N0M0；
T3N0M0且dMMR

观察

单药氟尿嘧啶类或观察　　T3N0M0且pMMR，不伴高危因素

结肠癌根治术后辅助治疗

联合化疗四个周期　　T4N0M0，或T3N0M0伴高危因素
T3N1M0（即转移淋巴结1～3个）

联合化疗八个周期　　T4N1M0
T任何N2M0（即淋巴结转移4个及以上）

图6-7　结肠癌术后辅助治疗模式

注：
（1）术后辅助化疗一般在术后3周左右开始，不迟于术后2个月。
（2）术后辅助化疗方案包括单药方案（卡培他滨）、CAPEOX方案（主要药物是奥沙利铂和卡培他滨，也称为XELOX方案）和FOLFOX方案（主要药物是奥沙利铂和氟尿嘧啶），根据IDEA研究（结直肠癌辅助化疗持续时间国际研究），联合化疗优先推荐CAPEOX方案。
（3）对于T3N0M0且伴有高危因素，或者低危Ⅲ期（T1-3N1），也就是有1～3个转移淋巴结的T1-3期患者，可以考虑4个周期的CAPEOX术后辅助化疗，与8个周期效果相当，但毒副作用小得多。
高危因素包括：
● T4期
● 低分化腺癌
● 癌肿侵犯直肠系膜≥2mm（对于直肠癌）
● 有神经或脉管侵犯
● 术前有肠梗阻或肿瘤穿孔
● 切缘的安全距离不足（小于1厘米，在低位直肠是0.5厘米）
● 送检总淋巴结数量不足12个
（4）术后辅助化疗中不使用伊立替康、靶向药或免疫药。
（5）70岁或以上的二期患者，术后辅助化疗中增加奥沙利铂不能获益。
（6）对于T3N0M0，可以根据MRD检测结果选择是否术后辅助化疗。
（7）对于直肠癌，术前放疗效果明显好于术后放疗，术后放疗一般作为一种补救措施。直肠癌术后放疗如果有会阴部伤口愈合差，肠道功能恢复不佳时可以适当延迟，不迟于12周。
（8）如果术前有化疗，术后辅助放化疗的时间，为术后加术前总时间不超过6个月。

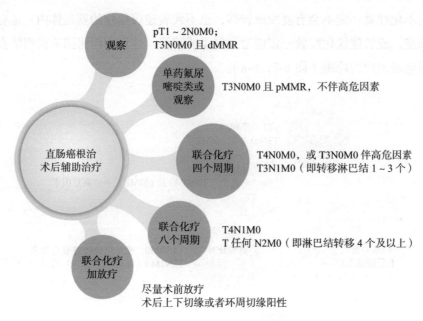

观察　　　pT1～2N0M0；
　　　　　T3N0M0 且 dMMR

单药氟尿嘧啶类或观察　　T3N0M0 且 pMMR，不伴高危因素

直肠癌根治术后辅助治疗

联合化疗四个周期　　T4N0M0，或 T3N0M0 伴高危因素
　　　　　　　　　　T3N1M0（即转移淋巴结 1～3 个）

联合化疗八个周期　　T4N1M0
　　　　　　　　　　T 任何 N2M0（即淋巴结转移 4 个及以上）

联合化疗加放疗　　尽量术前放疗
　　　　　　　　　术后上下切缘或者环周切缘阳性

图 6-8　直肠癌的术后辅助治疗

结肠癌和直肠癌的术后治疗原则比较相似，只是对于直肠癌上、下切缘或环周切缘阳性（也就是有癌残留）的患者要加术后放疗。这里说明一下，术后治疗原则是根据术后病理报告，术前的影像报告就不重要了。以下对于每个分期的术后治疗原则分别说明：

1．Ⅰ期

对于术前没有其他器官影像转移的证据，术后病理报告写着"肿瘤侵犯黏膜下层（T1）"或者"肿瘤侵犯固有肌层（T2）"，同时病理报告中淋巴结转移数量为"0"的患者，病理分期为"Ⅰ期"。

这种情况下是不需要术后治疗的，并不是说所有这个情况的患者都不会复发或者转移，只是概率很低（低于 10%）。术后按时随访复查即可（详见第十章第三节）。

2．Ⅱ期

对于术前没有其他器官影像转移的证据，术后病理里面写着"肿瘤穿透固有肌层达到浆膜下组织（T3）"，同时病理报告中淋巴结转移数量为"0"的患者，病理分期为"Ⅱ期"。

这种情况就比较复杂了，首先要看病理免疫组化结果，如果是少见的 dMMR（错配修复蛋白缺陷），再经过微卫星不稳定性的一代测序证明是 MSI-H（微卫星高度不稳定），就不需要术后辅助化疗；如果是常见的 pMMR，要看有没有高危因素，如果没有高危因素可以不化疗，也可以单药卡培他滨口服化疗（联合化疗不适合用于没有高危因素的Ⅱ期患者）。如果是 pMMR 又伴有任何一条高危因素，就需要联合化疗三个月，也就是用奥沙利铂和卡培他滨（或者氟尿嘧啶）化疗，优先推荐奥沙利铂和卡培他滨的联合化疗（也称为 CAPEOX 方案）四个周期。

对于术后病理报告里面写着"肿瘤穿透脏腹膜（T4）"，同时病理报告中淋巴结转移数量为"0"的患者，也是需要术后联合化疗四个周期的。

3. Ⅲ期

对于术前没有其他器官影像转移的证据，术后病理报告中无论肿瘤的侵犯程度如何，一旦淋巴结转移数量不是"0"，就属于"Ⅲ期"，无论结肠癌还是直肠癌都是需要术后联合化疗的。

至于联合药物化疗的次数，要看Ⅲ期的具体情况。对于 T1-3N1 的（低危Ⅲ期），也就是只有 1～3 个转移淋巴结的，只需要联合化疗四个周期。对于 T4N1或者任何 N2 的患者，需要联合化疗八个周期。这是因为有研究表明，对于低危Ⅲ期联合化疗四个周期与八个周期的治愈率相同，但毒副作用却小很多。

对于直肠癌Ⅲ期的术后辅助放疗是有一定分歧的。传统认为对于术前没有放疗的，而术后病理报告 T3-4，或者淋巴结转移阳性的直肠癌，可以术后在辅助化疗中加放疗，一般是化疗四个周期后加放疗，然后再完成化疗，如果直肠吻合口愈合不好，放疗可以推迟到术后 4 个月进行。但是欧洲的指南认为直肠癌的术后放疗适合于术后病理显示环周切缘阳性、术中瘤体有穿孔破溃、转移的淋巴结非常靠近直肠系膜，以及医生评估局部复发风险很高的情况（比如切缘阳性或距离肿瘤很近），T3 和淋巴结阳性并不一定需要术后放疗。笔者比较赞成欧洲肿瘤内科学会（ESMO）指南的意见，虽然有淋巴结转移，但是距离手术边界很远，也切掉了，术后放疗的意义就不是很大了。

第八节　复查过程中出现了复发或者转移

局部复发可以手术；远处转移这种情况要进行全身治疗，适当的时候可以结合局部清除病灶的手术或消融。

上面讨论了发现结直肠癌的各种情况，还有一种情况，就是在彻底治疗结束后的随访过程中，出现了局部复发或远处转移。

先说局部复发，手术以后每次复查医生一定要重视吻合口和手术区域有没有复发，患者自己也要非常警惕局部复发。直肠癌局部复发的症状有大便带血、肛门坠痛不适、男性可以出现排尿困难或者疼痛等。结肠癌局部复发可能有腹痛、腹胀、大便隐血阳性等。为什么要非常重视复发呢？因为对于复发，只要发现得早，通过二次手术仍有很大机会彻底治愈。如果局部复发发现得晚，已经不能通过手术切除或者身体条件不能接受手术，治疗效果就不好了。

对于直肠癌复发，如果不能切除，还可以考虑进行放疗。如果以前做过了盆腔放疗，术后还是复发了，病灶又发现得晚，就可能无法治愈了。这种情况可以实施"全盆腔切除术"，这种手术要切除直肠和尿道，结肠造瘘和输尿管造瘘，这种状态往往不是患者和医生愿意看到的。还有"放射性粒子植入"等局部治疗方法，再加上全身治疗，来适度延长患者生命。

再说说复查过程中出现的肝转移和肺转移问题。不论肝、肺转移灶是多还是少，不论是能完整切除或者消融的，还是不能完整切除的，能够出现转移，就说明术前已有癌细胞潜藏到了肝、肺等脏器，且无法判断转移病灶的数量。所以，这种情况的治疗要以全身治疗为主，重点在杀死潜藏的癌细胞，也将影像可见的病灶缩小。如果缩小到可以完整清除的程度，就考虑手术或射频治疗，但是治疗后要继续完成全身治疗。

以前，病灶消失后再巩固 4 个周期的全身治疗，不过这是一种大致估计的方法。新出现的肿瘤分子残留检测（MRD 技术）有望解决"治疗到影像上已经没有病灶了，还要再治疗多少次"之类的问题（见第五章第二节）。

本章讨论的结直肠癌的治疗模式，或者说治疗原则，只是一个大概的描述。

原则归原则，具体治疗方案需结合具体情况，比如对于一个八十多岁的患者，有结直肠癌的肝转移，CRS 评分 3 分（见本章第五节），按治疗原则应该术前化疗，但该患者难以承受术前化疗，那直接手术加肝脏病灶完全消融可能就是最适合的方法了。

我们知道了一个患者应该采用什么样的治疗模式后，我们再来说说结直肠癌的具体治疗方法，本章主要讲的是手术方法。随着医学的进步，是有一些患者（例如免疫型患者）可能避免手术而治愈。但是，目前免疫型患者只占 10% 左右，仍有大量的患者需要手术治疗，因为对于合适病期和身体条件的结直肠癌患者，手术是公认治愈率最高的方法。

　　由于解剖位置不同，结肠癌和直肠癌手术操作的关键点不同，所以分别介绍直肠癌和结肠癌的手术方式。

第一节　结直肠癌的手术方式

一、直肠癌的手术方式

1. 经肛内镜下微创手术（TEM 手术）

　　对于直肠癌，经过仔细检查，如果癌肿没有侵犯直肠肌层（即 T1 期），并且磁共振等没有发现淋巴结转移的，可以采用经肛内镜下微创手术，方法是经肛门在肠腔里切除肿瘤和周围一些组织。这样做避免了切除整段直肠带来的巨大损害。但是，这种手术是有严格适应证的，包括以下情况。

- 肿瘤基底＜ 3 厘米
- 肿瘤侵犯肠周径＜ 30%

- 不能是"低分化"腺癌

- 只能是 T1 期

- 距离肛门 8 厘米以内，对于位于后壁的肿瘤，距离可以再高一些（距肛门 10 厘米）

即便满足了上述条件，这种手术有时还需要一套专门的手术器械，需要将肿瘤部位的直肠切除到肠壁肌层之外，并能对切除的肠壁缺损进行严密的缝合。另外术中也要对切除的组织边缘进行"术中冰冻病理检查"，如果切到最大程度，切缘还是有癌细胞的，仍然有回归直肠癌根治术的可能。

同时，这种手术不能对直肠周围淋巴结进行清扫，虽然 T1 期发生淋巴结转移的概率很低，还是有一定的复发可能。但是只要术后严密监测，每 3 个月进行盆腔磁共振和直肠镜检查，即便复发了再回归直肠癌根治术，也是一点不晚的。

2．直肠癌根治性手术方式

直肠癌根治性手术方式总的来说有两种：保留肛门的和不保留肛门的。

保留肛门的有经腹部切除直肠的手术（Dixon 手术，适合于肿瘤位置较高）、经肛门全直肠系膜切除手术（TaTME 手术，适合于肿瘤位置较低的保肛）、经腹部切除直肠＋经肛内外括约肌间切除手术（TME＋ISR，也是适合于肿瘤位置较低的保肛手术）（图 7-1）。

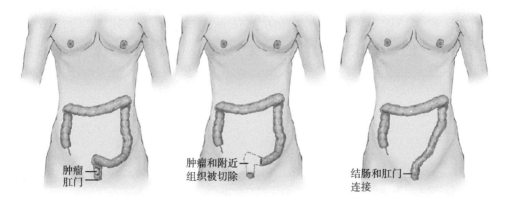

肿瘤
肛门

肿瘤和附近
组织被切除

结肠和肛门
连接

图 7-1　**保留肛门的直肠癌根治术（Dixon，TaTME，TEM＋ISR 手术）**

不保留肛门的一般叫作经腹会阴直肠癌根治术（Mile's 手术，适合于肿瘤位置较低，彻底切除肛门和周围肌肉等组织）（图 7-2）。以前肿瘤下缘到齿状线的距离如果小于 3 厘米，就认为无法保留肛门，也就是要做切除肛门的 Mile's 手

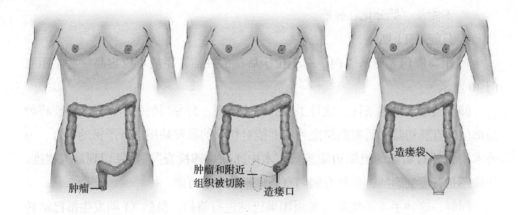

肿瘤

肿瘤和附近
组织被切除　造瘘口

造瘘袋

图 7-2　不保留肛门的直肠癌根治术（Mile's 手术）

术，做永久的腹壁造瘘袋。还有一种手术称为 Hartmann 直肠癌根治术，是直肠
吻合条件不好时将直肠远端关闭近端造瘘，如果今后条件允许还有可能再次还纳
并做直肠吻合，但是也有很多时候不再具备还纳条件。

　　为什么以前距离肛门位置特别近的直肠癌不能保留肛门，而近几年的 TaTME
手术可以很大程度上保留肛门呢？这主要是得益于单孔腔镜和恒压气腹机技术的
发展。从图 7-3 中可以看出，由于直肠位置的特殊性，无论是腔镜的器械还是开
放直视手术的器械，都是直的，经腹部操作到达尾骨以下时，就被膀胱、前列腺
等挡住了，不能再往肛门方向操作。所以以前经腹部操作到这里，就开始手工切
除肛门（黑色虚线是切除肛门的手术方式）。而现在可以通过经肛单孔腔镜（经
肛门的两个棕色短线代表经肛门腔镜的操作器械），切除直肠和癌肿的同时保留

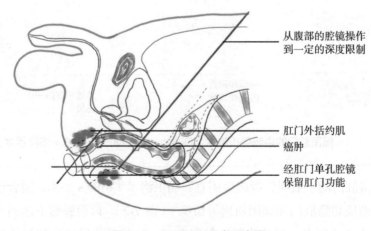

从腹部的腔镜操作
到一定的深度限制

肛门外括约肌
癌肿

经肛门单孔腔镜
保留肛门功能

图 7-3　TaTME 手术示意图

肛门外括约肌（肛门外括约肌占肛门功能的 80%），所以可以保留肛门功能。当然即便保留了肛门，肛门外括约肌的功能还在，但是直肠黏膜对压力的感受功能、直肠存储大便的功能都会下降很多。但是临床证据表明，在术后 6 个月的时候基本可以恢复。

二、结肠癌的手术方式

结肠癌距离肛门远，不涉及保肛以及术后肛门功能问题。总的来说，结肠癌根治术是要切除一段患癌的肠管，在切除后要把两段健康的肠管连接起来，一般都是用吻合器缝合在一起（图 7-4）。

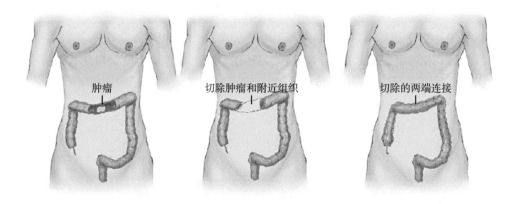

肿瘤　　　　　　切除肿瘤和附近组织　　　　　　切除的两端连接

图 7-4　结肠切除及吻合的示意图（以横结肠为例）

直肠癌手术讲究全直肠系膜切除，结肠癌手术也有确定的切除范围，必须包括患病结肠的相关肠系膜。肠系膜可以理解为是结直肠自身携带的给结直肠供血和淋巴回流的组织，在这些肠系膜中间，存在可能发生癌转移的淋巴结，所以结直肠癌手术要求术后病理结果中必须包含 12 个及以上的淋巴结，包括转移的和正常的淋巴结。但是在术后病理分析中，也不排除病理科医生寻找淋巴结仔细程度的差别。

在一些情况下，比如结肠癌导致梗阻，梗阻又导致近端的结肠扩张、水肿，或患者重度营养不良，不适合与远端肠管直接吻合，如果吻合有可能导致吻合口瘘，这时医生有可能选择将近端肠管先缝合到腹壁上，通过造瘘口将粪便排出体外，等到近端肠管恢复正常了，再次手术将近端肠管与远端肠管做吻合。这种造瘘称为"结肠临时造瘘"，再次手术称为"造瘘口还纳"（图 7-5）。造瘘口还纳

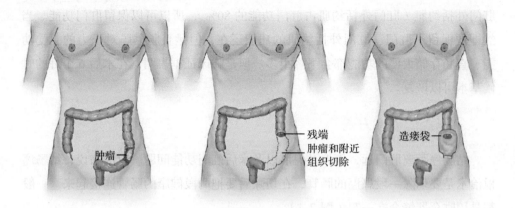

肿瘤

残端
肿瘤和附近
组织切除

造瘘袋

图 7-5　乙状结肠癌根治术后的临时结肠造瘘

手术与第一次手术之间的时间间隔一般为 3～6 个月。如果患者需要术后化疗，一般会等到化疗彻底结束后再考虑造瘘口还纳，因为化疗会对吻合口生长造成一定影响。

第二节　经腹开放外科手术和经腹腔镜外科手术

经腹开放外科手术和经腹腔镜外科手术都是结直肠癌常用的手术方式，经腹开放手术是指打开腹壁进行手术，经腹腔镜手术是指不打开腹壁，通过腹壁上建立的"戳孔"，通过腔镜器械手术。二者在体内的切除范围其实是一致的，都叫作"根治术"。对技术成熟的医生来说，二者有着同样的治疗效果。大量的对照研究也表明，二者只要执行得好，在手术并发症和生存率方面没有显著差别。也就是说，对于习惯开放手术的医生，开放手术就好；对于习惯腔镜手术的医生，腔镜手术就好。二者在腹腔内的切除范围是一样的，只是开放手术腹壁上的切口会大一些。在我国综合三甲医院，腔镜设备比较先进，腔镜手术实施比较多，医生更习惯腔镜手术。达·芬奇手术机器人也是腔镜手术的一种，对于低位保肛手术有一定优势，就是要患者自费负担达·芬奇手术机器人的费用。有些情况下只能进行经腹开放手术，比如有过腹部大手术史导致腹腔粘连严重，或者手术前有肠梗阻导致肠管明显扩张等患者。

无论哪种结直肠癌根治术，都要求手术医生将结直肠系膜之内、包绕结直肠周围的脂肪结缔组织、血管、神经、淋巴组织都予以完整切除。在直肠这种切除方式叫作"全直肠系膜切除术（TME）"，有利于在彻底切除癌肿的同时，保护直肠系膜之外的重要神经。这种切除范围，或者说手术方式，是英国的 Bill Heald 医生于 1982 年提出的。因为直肠癌的肠壁外浸润和淋巴转移，通常局限于此范围内。目前要求医生都必须按照 TME 的手术原则执行直肠癌根治术，这样确实可以减少术中损伤，减少术中出血，保护神经和周围脏器，同时可以最大程度切除直肠癌病灶，减少术后复发。

第三节　低位直肠癌手术时的保留肛门问题

在切除了有病灶的一段肠管后，如果要保留肛门功能，就必须将上面的结肠和肛门侧的直肠或肛管吻合起来，这个也是手术的关键环节。吻合在一起的地方叫"吻合口"，这个吻合口在术后能不能顺利长好，是手术后顺利康复的关键。上段肠管的血运、紧张程度、愈合能力都对吻合口的生长产生影响，特别是直肠内有大量细菌，导致这种吻合口愈合不好的概率，比胃、小肠吻合愈合不好的概率都要大一些。直肠癌肿的下缘距离肛门齿状线 5 厘米及更低的时候，吻合口不能顺利愈合的可能性更大，据报道，有 5%～10% 的低位直肠癌患者会产生吻合口不能顺利愈合，医学上叫作"吻合口瘘"。

如果瘘口不大，可以通过流食、充分引流（就是手术时经过腹壁放到吻合口旁边的引流管）来保守治疗。如果瘘口大，恐怕就要做一种"临时造瘘"的手术来解决，临时造瘘一般是把小肠的末段（回肠末段）拉到腹壁上，让消化液和食物临时通过腹壁造瘘口直接排出，不再经过肛门部位的吻合口，这样吻合口瘘才能慢慢愈合。在临时造瘘 3 个月后可以再做个手术，将小肠造瘘再"还纳"回去，从而达到保留住肛门功能的目的。如果医生术中判断吻合口瘘的概率较大，在直肠癌手术的时候直接做临时造瘘，这种造瘘也叫"预防性造瘘"。但是无论医生怎样努力，还是有个别患者的吻合口难一次性愈合，或者产生瘘之后的瘢痕狭窄，最终不能保住肛门功能。

除了吻合口瘘和愈合后的吻合口狭窄，低位直肠癌保留肛门的手术还可能遇到一种术后并发症，叫作"低位前切除综合征（LARS）"，有报道发生率可达 30% 左右。低位前切除综合征主要表现是便急、便频（每天大于 4 次为轻度，大于7次为重度）、密集排便、气体失禁和液体大便失禁。在术后早期表现显著，之后逐渐缓解，在术后1～2年进入稳定期，但也有一定比例的重度患者症状会持续终身，甚至导致最终再次手术放弃保肛。这个现象主要是因为直肠癌超低位保肛时，吻合口位置很低，甚至位于齿状线层面，导致术后直肠肛管的容受性和顺应性显著下降，从而引起不同程度的失禁。另外直肠切除后，直肠黏膜下神经丛的缺失导致感受效应障碍，导致排便反射异常。术前放疗导致直肠周围神经纤维化，局部神经病变以及盆腔神经损伤，也会增加低位前切除综合征的发生。对于轻度患者，随着时间推移，可以逐渐缓解。对于重度患者，结肠灌洗（家用灌肠机，每周3～4次，每次1 000mL生理盐水，坚持半年）、止泻药蒙脱石散以及5-HT拮抗剂雷莫司琼、盆底康复治疗（盆底肌肉训练、骶神经刺激等）等综合治疗可以有一定疗效。虽然没有数据，但肯定有少数长期而严重的低位前切除综合征患者，永久性造瘘是改善这些患者生活质量的最后手段。

所以说，对于肿瘤下缘距离齿状线5厘米以内的低位直肠癌，无论是医生还是患者，都不是手术做完就万事大吉了，之后还有吻合口瘘和肛门功能这两个关卡。当然不是所有的"极致保肛"都不会成功，但是要做好虽然努力了，但最终还是无法保肛的心理准备。

还有一种直肠癌，手术的时候就不做上段肠管和肛门侧直肠或肛管的吻合，直接将上段肠管造瘘到腹壁上，手术同时将肛门和周围组织切除，这种手术也叫作"经腹会阴直肠癌根治术（Mile's手术）"，这种患者要终生佩戴"造瘘袋"（图7-6）。虽然很多患者不愿意接受这种方式，但这种手术由于不存在吻合口，是并发症最少的。所以，对于发生吻合口瘘概率比较高的，癌肿下缘距离肛门5厘米之内的直肠癌，要结合患者的年龄、身体条件等因素考虑，如果年龄较大（大于70岁）、有糖尿病等组织不易愈合、肿瘤侵犯较深等因素，采用造瘘的方式可能比保留肛门功能的手术方式更适合。其实，造瘘袋也没有那么可怕，有研

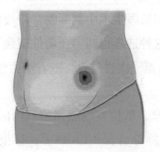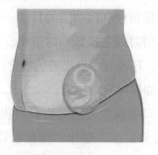

图7-6　结肠造瘘口和造瘘袋示意图

究表明，在使用造瘘袋的半年内患者会有不习惯的现象，在半年以后就能习惯，不会对生活产生太大影响。

所以，对低位直肠癌患者选择保肛手术还是永久造瘘手术，要综合患者情况判断。患者及家属也不要"非得保肛"，不能保肛就不手术了。如果患者年龄大，或者局部肿瘤大、病期晚，经术前辅助治疗也没能很好地缩小，就不应该保肛，毕竟保命比保肛重要。由于身体条件、年龄等因素，强行保肛有可能产生严重并发症，导致结果事与愿违。到底怎么选择，需要和医生仔细沟通，慎重决定。

第四节　结直肠癌手术相关的其他风险

除了前面说的吻合口的风险，结直肠癌手术还有以下几个方面的风险。

一、术中风险

直肠部位特殊，属于盆腔里的"中心"位置，周围并没有多少"空闲"地带。对于男性，直肠前面有前列腺和尿道，后面有骶骨和骶骨表面的静脉丛，两侧有支配膀胱和性功能的神经；对于女性，直肠前面有阴道和子宫，后面也是骶骨和骶骨表面的静脉丛，两侧是支配膀胱的神经。这些直肠的"邻居"和直肠之间没有多少间隙，都是紧紧挨着。图 7-7 中红色虚线是正确的手术切除线，大家可以发现，这个红色虚线稍微扩大，就有可能损伤周围神经和组织器官，稍有缩小又会进入到直肠的系膜组织。

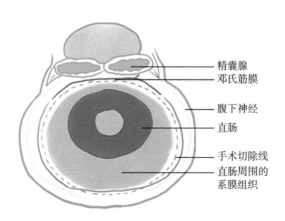

精囊腺
邓氏筋膜
腹下神经
直肠
手术切除线
直肠周围的
系膜组织

图 7-7　直肠手术的切除范围和直肠比邻

　　分别来说，术中损伤静脉丛会有大出血甚至生命危险；损伤前列腺和膀胱会有尿路问题；损伤两侧的神经会有术后排尿功能障碍或者男性性功能障碍（不能勃起或不能射精）；损伤阴道会有阴道吻合口瘘等。这些在术前谈话和签字的时候，医生都会逐一告诉患者，术中医生也会非常注意，但是偶尔还是会发生，特别是直肠癌肿较大，侵犯周围组织的时候。患者和家属应该认识到手术是有风险的。

　　结肠与周围组织的关系，在大部分地方要比直肠好一些，但是在某些特殊部位的结肠癌，也可能与周围重要器官关系紧密，比如升结肠起始段与右侧输尿管，结肠肝区与十二指肠，横结肠与肠系膜上血管，结肠脾曲与脾脏及左侧肾脏，乙状结肠与左侧输尿管等。

　　术前医生需要明确结肠肿瘤的部位、大小、与周围重要器官的紧密程度，可能需要比较烦琐的检查，但是这些检查是值得的。癌症手术属于"限期手术"，意思是癌症手术不是急诊手术。癌症在体内产生、发展不是一两天了，排除急症情况下，晚几天手术对病情其实没有什么影响。细致的术前检查和准备，是对患者负责的做法。

二、术后风险

　　术后风险除了吻合口瘘，还有其他一些术后的风险，术后两周甚至出院也有可能发生。比如由于术后患者往往会卧床较多，术后有粘连性肠梗阻风险；另外，下肢静脉容易形成血栓，这种血栓停在下肢问题不大，但是也有脱落随静脉流回心脏，造成肺栓塞的可能。再有就是伤口感染、脂肪液化，进而造成远期的伤口疝等问题。

　　总之，结直肠癌手术从前到后是个比较复杂的过程，需要重视。而且人体很复杂，个体之间差异很大，医生在长期临床工作中，会见到各种各样的并发症，也并不是都能预测到的。

第五节　结直肠癌手术前的准备

结直肠癌患者在手术前的准备工作包括医护和患者两个方面。

一、医护方面的准备

医护方面的准备包括前面描述的系统评估患者的身体情况，有没有身体其他方面的潜在疾病，结直肠癌病灶有没有远处转移，局部适不适合直接手术等，还要努力纠正患者已经存在的贫血、营养不良或者电解质紊乱。另外，在术前还要进行手术相关药品、器械的准备。

二、患者方面的准备

患者方面的准备，主要有以下三个方面。

一是患者及家属了解手术是对于该患者最佳的治疗手段，坚定手术信心，努力配合手术。

二是要注意饮食，术前三天开始以无渣或少渣、高营养、易消化的食物为主，可以选择一些全营养粉，千万不要有"第二天要手术，今天吃个饱饭或者吃个好的"之类的想法。不建议术前用反复灌肠来解决结直肠手术时结肠内容物太多的问题，因为即便手术的时候大肠内容物不多，术后小肠内的东西还是会进入结肠，形成粪便，另外手术时小肠内容物过多也会影响腔镜直肠手术的实施，所以主张"术前灌肠不如少吃"。术前一天晚饭后不再进食，手术当天早晨不吃不喝。笔者的一个患者，术前一天晚上被家属带出去吃了一碗羊肉泡馍，还对医生护士隐瞒，手术后第三天大便就非常多，结果出现吻合口瘘。问起原因，患者家属才交代了"害怕父亲手术后吃不了东西会感到饿，就提前吃饱了"，显然这种认识是不对的。

三是术前的药物使用方面，要将原发性高血压病控制到正常水平，避免术中术后血压的剧烈波动。对于糖尿病较重的患者，要在术前通过转换成短效和中效胰岛素，将血糖调整到基本正常水平。术前一两天可以口服肠道抗生素（如硫酸庆大霉素片），庆大霉素属于肠道不吸收的抗生素，只是在肠道内起作用，对人体没有影响，能够减少肠道中细菌的含量，减少吻合口瘘的风险。在手术当天早晨虽然要求不喝大量水，但是可以喝少许水服下降压药等药物。

第六节　结直肠癌术后注意事项

结直肠癌术后不同时间段，有不同的注意重点。

一、术后当天

此时患者麻醉还没有完全苏醒，不适宜下床活动。所有经历腹腔手术的患者，短期内肠道还没有恢复规律活动，所以也不适合饮食，由于是下消化道手术，可以少量喝水。第一天应注意以下几点：

（1）重点是观察，观察腹腔引流管的颜色和量，如果有大量红色引流液，应及时告诉护士和医生。也要观察监护仪，心率过快（大于 90 次 / 分钟，甚至大于 120 次 / 分钟）或过慢（小于 60 次 / 分钟），血压过高（140/90mmHg 以上）或过低（90/60mmHg 以下），血氧饱和度过低（小于 90%），或者心律不齐，都需要给医护反映。

（2）要观察尿量，尿量太少（少于 800mL/24 小时）意味着血容量不足，需要加大补液量，也要及时反馈给医护人员。

（3）对于年龄大的患者，术后当天就要争取坐起拍背，或者侧卧拍背，不然容易引起肺部感染。

（4）术后当天就可以开始腿部按摩，或者下肢气压泵治疗，以预防下肢血栓。

二、术后第一天

对于体质较好的患者，手术 24 小时以后，就可以开始下床活动了。由于还没有通气（从肛门或者造瘘口排气），还是不能大量饮食，可以少量喝水或者口服补液盐。另外要注意以下几点。

（1）继续观察，见上述内容。

（2）在陪护搀扶下，患者努力下床活动。下床活动对腹部手术患者的术后康复非常重要，患者往往害怕伤口疼痛而不愿意下床活动，但是医护和陪护要鼓励患者下床，哪怕是原地走路，也对肠道功能恢复、避免肠粘连、下肢血栓、肺部感染等方面有好处。当然，术后第一天患者身体没有恢复，要少量活动，保证安全。实在没有体力下床活动的患者在术后第一天也不做勉强。

（3）如果患者因为年龄大或体质弱，下床活动少的，要加强坐起拍背咳嗽，以及下肢按摩或气压泵治疗。

（4）原来有高血压病的患者，要按照术前调整的高血压用药，坚持每天服用。

（5）原来有糖尿病的患者，要按照术前调整好的胰岛素用量，坚持使用，将血糖降到基本正常。血糖控制不好会影响组织愈合，不但影响腹部伤口的愈合，也会影响肠管吻合口的愈合。

三、术后第二天

术后 48 小时后，机体各方面能力开始恢复，有些患者已经通气，没有通气的也可以增加饮水或者口服补液盐的量。

（1）继续观察，见上述内容。术后第二天引流量应该已经减少了，如果仍有多量液体，特别是颜色鲜红或者浑浊，要考虑到出血、感染或吻合口瘘的可能，要及时告诉医护人员。

（2）原发性高血压病和糖尿病患者的注意事项同上，要努力控制好血压和血糖，特别是血糖。

（3）如果是腔镜手术，腹部伤口疼痛会轻很多；如果是开腹手术，腹部伤口疼痛在术后第三天才会明显减轻。

（4）患者继续下床活动，但要保证安全，也不能太累。一次下床走路要以不累为原则，可以每天多下床几次。

（5）术后第一次伤口换药，如果有伤口明显压痛，医生需要酌情考虑有没有伤口内积液，需不需要引流。

四、术后第三天

如果第三天还没有通气，且排除完全梗阻的原因，是由于肠道蠕动功能弱，就要加强恢复肠功能的治疗了。具体有以下方面，在后续的几天内可以一直使用。

（1）下床活动，这是基础。不要求一次走太久，但是要多下床几次。

（2）可以下楼梯，再从电梯上去。这个是利用下楼梯时腹腔颠簸的动作，帮助肠功能恢复，减少肠粘连。当然，这是针对体力和腿脚比较好的患者。

（3）体力好的患者可以膝胸卧位，屁股抬高，家属或医护用手托住肚子，上下颠动。

（4）体力差一些的患者，也可以侧卧位，家属或医护用手托住患者肚子，上下颠动。

（5）可以口服"肠功能恢复汤"或者"四磨汤"等加快肠功能恢复的药物。由于直肠和结肠手术有吻合口存在，不主张灌肠。

（6）可以联系中医科，用针灸的方法刺激肠道蠕动。

（7）也有一些患者，采用喝香油或橄榄油的方法，以及热水袋热敷肚子的方法，可以促进通气。

五、术后第四天

如果患者通气了，就继续保持运动量。如果还没通气，请坚持上述方法。有必要时可告诉医生，医生可能会采用腹部拍片或者 CT 的方法，来帮助诊断有没有肠梗阻，以及肠梗阻的严重程度。

（1）术后第二次伤口换药，要注意有没有伤口内积液或者感染。

（2）如果患者通气了，要逐步加强经口的饮食，减少静脉输注量。

（3）虽然是下消化道手术，食物能够正常消化，但还是不能太早形成大便，会对吻合口有不良影响，所以还需进食"无渣流食"，包括鸡汤、菜汤、营养粉等。如果是做永久性造瘘或者临时造瘘者，不存在饮食限制问题，但是也应该从"半流食"开始。

（4）如果是没有造瘘，肠道有吻合口的患者，要从"高营养流食"开始，包括以下几类：

● 全营养粉，不建议蛋白粉，因为如果没有一定的碳水化合物摄入，蛋白质粉也会被分解当糖分利用。

● 菜汤、肉汤和鸡汤之类的能提供一定的水分和电解质，但是其中含有的营养物质非常有限。

● 仍然需要口服补液盐，这是补充电解质的基础。

● 口服液体量不足时仍需要静脉营养，口服液体量加上静脉液体量，总量在 3 000 毫升以上时，基本能满足人体需要。

（5）高营养流食也是从少到多，一般要持续一周左右。

（6）第四天就可以开始膀胱锻炼和拔出尿管了。膀胱锻炼的方法是先夹闭尿管，两个小时或者感到憋胀了，再开放尿管，反复两三次就可以拔出尿管了。如果是直肠手术，有手术影响到支配膀胱的神经，那留尿管的时间需要长一些，不过大多数患者都能恢复。

六、术后第五天

此时肠道功能应该已经恢复，口服饮食量逐步增多。另外，之后的四五天重点在于观察肠管的吻合口是否能顺利愈合。如果肠管吻合口有瘘的情况，会出现以下表现：

● 引流管中引流液颜色浑浊，甚至呈粪便的黄色。

● 有发热，这是由于局部感染引起的。

● 查血常规，会有白细胞增高。

● 有腹痛。一般结肠和直肠上段手术，会有腹痛；下段的手术就不一定有腹痛了，可能有肛周坠痛等症状出现。

如果吻合口瘘的程度很小，可以通过保守治疗，也就是靠肠管吻合口周围形成的瘢痕组织包绕封堵瘘口。如果瘘的程度较重，患者症状明显，威胁生命，就要及时二次手术。瘘口一般是不能修补的，因为组织水肿明显。二次手术一般是做空肠末端的临时造瘘术。结直肠吻合口瘘的远期问题，是瘘口的瘢痕性狭窄，有时需要二次手术，甚至导致终生造瘘。

七、术后第 6～14 天

如果患者通气顺利，没有肠梗阻，也没有吻合口瘘，术后 8～12 天一般可以转康复治疗了。但是，吻合口彻底长好需要 12～14 天，所以还是要以高营养流食为主，避免形成大量粪便影响吻合口的生长，也还是要继续观察吻合口情况。吻合口旁边的引流管，一般是 7～9 天拔出。如果患者有糖尿病、高龄等影响吻合口生长的高危因素，也可以适当延长引流管拔除的时间。

本部分介绍了结直肠癌术后一些主要的注意事项，各个医疗单位也有自己的习惯，都是临床经验的总结，不尽一致。比如目前的"快速康复外科"，就认为早期饮食对肠道吻合口没有影响，对于开展快速康复外科的科室，如果经验充足，早期进食也不是问题。

扫码观看
专家视频讲解

第八章 ▶▶▶▶▶
结直肠癌的化疗、靶向治疗
及免疫治疗

第一节　为什么结直肠癌切除了还要化疗？

如果是我们前面说的术前化疗，或者是不能手术病灶的治疗，体内有可见的病灶，化疗的效果可以通过病灶的缩小来观察到。但是，手术根治性切除病灶后为什么还要化疗呢？

从理论上讲，癌细胞从突破结直肠的黏膜层进入黏膜下层，就会和静脉或淋巴管接触，癌细胞就有可能随着血流或淋巴引流到达远处脏器，比如肝脏、肺脏等。癌细胞转移到身体别的地方，并不是立刻就能成长起来，有可能长时间处于稳定状态，就像一颗种子埋在土壤里，从表面上看不出任何异常，而是过一段时间才有可能生长出来，当然也有可能被人体免疫力消灭而无法生长。以目前影像学的水平，也就是 CT、磁共振等影像方法，只能发现直径 5 毫米以上的病灶，对于癌细胞这种小到显微镜都难以发现的大小，是看不出任何异常的。所以，虽然手术前对肝脏、肺脏和腹腔做了 CT 等检查，只能称为"没有临床可见的病灶"，还不能真正代表肝脏等其他脏器没有癌细胞存在，当然医生也无法确定一定有癌细胞潜藏在身体某个地方，并且以后一定会发展为转移灶。目前想消灭全身其他地方隐藏癌细胞的方法，只能是化疗，甚至靶向药和免疫药都没有适应证。

接受手术后患者咨询最多的问题，就是手术以后是否需要化疗。如果进行了根治性手术，目前大多数情况是根据切除标本病理检测中癌细胞在直肠壁的侵犯深度（T）以及淋巴结的转移情况（N），来决定手术后是否需要进行全身化疗。

在本书的第五章最后部分，也提到了肿瘤分子残留检测（MRD）的方法，能够比较明确地检测体内是否有潜藏的癌细胞，该方法在研究领域已经取得了优秀的表现，但是还没有进入各种指南，希望以后能代替 TNM 分期来决定是否需要术后化疗的模式，毕竟以 TNM 分期来决定是否需要术后化疗是一种概率学上的做法，会出现有些患者不需化疗却做了化疗，有些患者进行常规半年化疗但实际化疗时间不足等情况。

一般来说，如果结直肠癌侵犯了黏膜层、黏膜下层（T1）或肠壁肌层（T2），没有淋巴结转移，按照治疗规范，患者是不需要化疗的。这并不是说所有的这种患者都不会有术后远处转移出现，而是发生转移的概率非常低，在鉴别不出来哪些患者会出现远处转移的情况下，不值得对所有患者都进行术后化疗。如果直肠癌侵犯了肠壁外组织（T4），或者肠壁周围淋巴结有癌细胞转移（N1-3），就应该进行全身化疗，这也并不是说所有这种患者都有远处转移，而是发生转移的概率比较高，所以治疗规范就制定了对所有这一类患者都进行术后化疗的策略。

对于仅仅是病灶穿透肠壁肌层（T3），并且没有淋巴结转移的患者，术后是否化疗是比较纠结的，目前定义了几种状态，有这几种状态的任何一个，按照指南就应该化疗，相反没有任何一个状态就可以选择不化疗，也可以化疗（化疗也是简单的化疗，使用单药卡培他滨口服化疗），这种没有不好状态的情况目前各种指南的回答是"化疗"或者"观察"。具体 T3N0M0 期的高危因素见第六章第七节。

无论术前化疗还是术后化疗，包括复发和转移患者的化疗方案和执行方法，我们将在第四节讨论。

第二节　怎样理解化疗、靶向药物治疗和免疫治疗？

癌症是基因突变引起的细胞癌变，在基因研究不发达的时候，只能用一些"细胞毒性药物"来杀死癌细胞，即常说的化疗，至今已有七八十年的发展历史。虽然有些癌症对于化疗非常敏感，但是大多数化疗是一种既杀死癌细胞也杀伤正常细胞的过程。直肠癌的化疗又分为一线化疗、二线化疗和三线化疗，第四节内容详细介绍。必须承认的是，除了一些剂型的改进，化疗药物在一二十年内，已经没有较大的发展了。近几年有一些药物剂型的改善，比如将化疗方案中的"亚叶酸钙"改成"亚叶酸钠",避免了人体对较多钙剂的不耐受,提高了化疗药物的剂量。再比如说日本发明的药物 TAS-102(曲氟尿苷/盐酸替匹嘧啶),其中曲氟尿苷的作用是增加盐酸替匹嘧啶的生物利用度,其实还是传统化疗药氟尿嘧啶的衍生物,并没有原理上的突破。

当基因研究取得长足进步后,人们发现结直肠癌细胞的一些基因突变,可以成为治疗的"靶点",也就是通过药物抑制这些基因,就可以达到杀死肿瘤细胞的目的。这样对于没有基因突变的正常细胞,毒副作用相对就小很多了。靶向药物在结直肠癌治疗中并不多,在肺癌中使用得非常普遍,甚至很多时候代替化疗成为一线治疗。

最近几年,人们又认识到,如果基因突变了,癌细胞产生了,但人体的免疫细胞不被癌细胞"抵抗"的话,癌细胞也很难生长起来。经过深入研究,发现了人体免疫细胞与癌细胞之间的作用机制,发明了抑制癌细胞"抵抗"人体免疫细胞的药物,副作用更小,"免疫型结直肠癌"患者使用效果更好。

由此可见,如果把癌症当作是细胞癌变来看待,就使用化疗药物;如果把癌症当作是基因突变来看待,就使用靶向药物;如果把癌症当作是免疫功能抵抗问题来看待,就使用免疫治疗药物。对于某些患者,是需要三者组合使用的。

第三节　系统治疗方案的制定

结直肠癌的化疗药物一共就几种,同时化疗药物经常是几种联合起来,与靶向药和免疫药配合起来共同使用。

在制定系统治疗方案之前,医生要弄清楚以下几个问题。

(1)病情:患者需要系统治疗,基本是以下几种情况。

● 术前局部病灶较大或影像上怀疑有淋巴结转移。

● 术前身体其他地方有转移,转移灶是可以完全清除的状况,化疗的目的是缩小病灶,并减少术后新发转移灶。

● 术前身体其他地方转移,目前评估难以完全清除,化疗后有可能变成能够完全清除的情况。

● 术后局部复发难以切除。

● 术后远处转移,转移灶目前不能完全切除。

- 根治性手术之后的辅助治疗。

（2）患者的基因检测和免疫相关检测结果。

（3）患者身体对系统治疗的接受能力。

（4）化疗与手术或放疗的结合方式。

（5）整体花费患者及家属是否能承受。

我国老一辈的肿瘤科专家提出肿瘤综合治疗的概念。肿瘤综合治疗是根据患者的身体状况，肿瘤的病理类型、侵犯范围和发展趋向，有计划地、合理地采用现有的治疗手段，包括目前的手术、放疗、化疗、分子靶向治疗、免疫治疗、中医治疗甚至心理治疗，未来还可能包括 CAR-T 等治疗方法，以期较大幅度地提高患者的治愈率，或延长生命和改善患者的生活质量。综合治疗主要是针对手术等单一治疗方法无法取得很好治愈率的情况，正是因为恶性肿瘤经常需要多个科室共同制定某一个患者的整体治疗方案，近年来提出"多学科诊疗（MDT）"的概念，要求对每一个癌症患者在明确诊断及完善检查后，都进行多学科诊疗。

在系统方案制定后，如果患者及家属不能承受某些花费，某些药物可以采用国产品种，价格会便宜很多，也有的病情符合临床招募，都是医生应该广泛掌握的知识。

说到临床招募和临床试验研究，这里必须澄清一个事实，真正的临床招募绝对不是有些人理解的"把患者当小白鼠"，真正的临床招募有以下几点要求：

- 必须在国家"药物临床试验登记与信息公示平台"（网址：http://www.chinadrugtrials.org.cn/）能够查到。

- 必须在有临床药理研究资质的医院开展。

- 必须经过临床药理研究伦理委员会的批准，目的是保证患者的权益。

- 临床试验研究是为了研究一个已经确保安全性的药物，在某种病情下，和既往成熟的方案相比，加上这个药物，会不会有更好的效果，所以患者的治疗效果是得到保障的。

- 参加临床试验研究，一般有两个入组结果：试验组（加入了新药物，有了更好的效果；也可能没有用，但绝对安全），对照组（没有使用新药物，只使用目前成熟的、正规的治疗方案，或者说是应该使用的治疗方案）。可见无论入哪个组，都不会对患者产生不利的影响。

- 参加了临床试验，无论是试验组还是对照组，一般都是所有药物，甚至检查、检验都免费。

在制定了整体治疗方案后，医生应该和患者和家属进行深入的沟通，解释制定的系统治疗方案以及制定方案的原因。在得到患者和家属的理解后，大多数时候患者及家属是配合治疗的。

第四节　系统治疗中的化疗

一、化疗的方案和用药

化疗是最常用的系统治疗方法，它的特点是按照周期进行的，每个周期包括治疗日和休息日。治疗日是指用药的时间，休息日是指不用化疗药的时间，在经历了休息日后，化疗药对人体的各方面损害得以恢复（也有少数发生慢性损害，不能完全恢复的）。结直肠癌化疗方案不同，周期安排并不一致。医生习惯把几种化疗药物联合在一起的方案以缩写来表示，比如"FOLFOX""CAPEOX""FOLFIRI"和"FOLFIRINOX"等。不过结直肠癌的化疗方案不多，共4～5种，具体见表8-1。

表8-1　常用的结直肠癌化疗方案和用药

化疗方案缩写	含有药物缩写	药物名称	使用天数	周期天数
FOLFOX	FOL	亚叶酸钙	第1天	14天
	F	氟尿嘧啶	第1～3天	
	OX	奥沙利铂	第1天	
CAPEOX（XELOX）	CAPE	卡培他滨	第1～14天	21天
	OX	奥沙利铂	第1天	
FOLFIRI	FOL	亚叶酸钙	第1天	14天
	F	氟尿嘧啶	第1～3天	
	IRI	伊立替康	第1天	
FOLFIRINOX	FOL	亚叶酸钙	第1天	14天
	F	氟尿嘧啶	第1～3天	
	IRI	伊立替康	第1天	
	OX	奥沙利铂	第1天	

二、各个方案常见的副作用及生活中的注意事项

1．FOLFOX、CAPEOX 方案常见副作用

（1）周围神经毒性

周围神经毒性通常表现为输液上肢麻木疼痛，手足麻木，感觉异常（常常从指尖开始，随着疗程的增加，范围逐渐扩大）。这种副作用遇冷加重，有患者反映碰触凉水或凉的物品后会有触电样的感觉。停药后 3～7 天通常会恢复，但多个周期后症状恢复较慢。所以从用药当天开始，患者一定要注意保暖，不喝凉水，不吃凉的东西，不碰触凉的物品，佩戴手套（夏天可以戴薄手套），温水洗漱。化疗前深静脉置管（PICC、输液港等）输注奥沙利铂可以预防输液上肢麻木。中药熏洗手足可以起到比较好的治疗作用。

（2）手足综合征

手足综合征表现为肢端（如手掌或足底）的红斑、麻木、刺痛、感觉迟钝和 / 或感觉异常，严重者会表现为皮肤的肿胀、脱皮、溃疡或水疱（图 8-1）。维生素 B_6、塞来昔布可以起到预防或治疗的作用。传统中药可以为创面组织的再生复原提供营养原料，且具有清热解毒、凉血祛风、活血化瘀、消肿止痛、抗炎生肌的功效，能够为缓解副作用提供一定的帮助。生活上，患者的手和脚应避免极端的温度、压力和皮肤的摩擦，温暖的环境下应尽可能地将皮肤暴露在空气中，禁忌阳光直射，防止局部皮肤温度过高；容易手、脚出汗的患者使用的手套、鞋袜不宜过紧，可用合脚的棉袜，避免手掌和脚底皮肤的受压和摩擦，降低对皮肤的机械

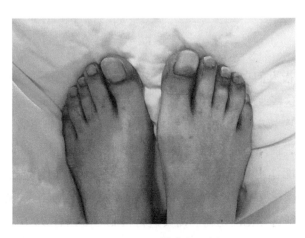

图 8-1　手足综合征一例

性损伤，采用柔软舒适的鞋垫，以保护足底皮肤，避免剧烈运动及用力捆绑的动作；局部有伤口时需咨询皮肤科医生，适时观察手、脚红斑、水肿等情况。

2. FOLFORI 方案常见副作用

除了其他药物的副作用外，伊立替康主要副作用是腹泻：用药后 24 小时内出现的腹泻，通常还伴随有其他症状，称之为胆碱能综合征，需要注射阿托品缓解。24 小时后出现的腹泻称之为迟发性腹泻，发生第一次稀便的中位时间是用药后的第 5 天，第一次稀便时应高度重视，及时告知医护人员。治疗方法为洛哌丁胺以首次剂量 4mg，之后每 2 小时使用 2mg，一直维持到最后一次稀便结束后的 12 小时。因为洛哌丁胺有导致麻痹性肠梗阻的危险，所以维持此剂量的使用时间在 12~48 小时之间。对严重腹泻治疗后未得到缓解的患者则应用奥曲肽 50~100mg，皮下注射，每 8~12 小时一次。出院患者应储备一定数量的洛哌丁胺（易蒙停）以备腹泻时紧急治疗使用，使用洛哌丁胺 48 小时后症状未缓解的应该及时住院予以补液、抗腹泻、抗感染等对症支持治疗。发生腹泻的患者宜食用高热量、高蛋白、高维生素、易消化、少渣、低纤维食物，避免进食易产气的食物，如糖类、豆类、碳酸饮料，避免进食辛辣、刺激、油腻食物。鼓励患者进食富含营养、有足够热量的流质或半流质饮食，以满足机体代谢的需要。鼓励患者多饮温水，每日的饮水量 3 000mL 以上。勤洗手，及时清理排泄物。推荐化疗前应检测 UGT1A1 基因情况，评估伊立替康导致腹泻的风险。

第五节　系统治疗中的靶向药物治疗

靶向药物是指人们在发现一些癌细胞独特的基因改变或者独特的生长机制后，发明的阻断这些改变或机制的药物。近两年，随着靶向与基因分型相关研究的深入，越来越多效果好、副作用少的药物成为结直肠癌患者个体化治疗和综合治疗的新选择，使结直肠癌患者整体治疗预期得到了很大的改善。顾名思义，靶向药物必须有能作用的靶点，对于右半结肠癌靶向药物首选抗血管生成药物，对于左半结肠癌（主要是乙状结肠癌）和直肠癌就要考虑"靶点"的特征，根据"靶点"的特征选择靶向药物。需要进行检测的基因有 BRAF，KRAS，NRAS，RAS，HER2 和 NTRK。

一、常用靶向药物

可用的靶向药有以下几种。

1. 抗表皮生长因子靶向药

（1）RAS（KRAS 野生型 /NRAS 野生型 /BRAF 野生型）：西妥昔单抗、帕尼单抗（抗 EGFR 药物）。

（2）HER2（+++）：曲妥珠单抗。

（3）NTRK（+）：拉罗替尼、恩曲替尼。

（4）BRAF（+）：达拉非尼、曲美替尼、威罗菲尼。

（5）RET（+）：塞普替尼。

2. 抗血管生成靶向药

（1）VEGF：贝伐珠单抗、阿柏西普。

（2）VEGFR：雷莫芦单抗、瑞戈非尼、呋喹替尼。

这么多种靶向药物怎么选择呢？对于右半结肠癌（脾区以上的称为右半结肠，脾区以下的称为左半结肠。右半结肠包括升结肠和横结肠）比较容易选择，一线靶向药应该选择贝伐珠单抗一类的抗血管生成靶向药。左半结肠癌和直肠癌就有两种可能了：如果 KRAS、NRAS、BRAF 都是野生状态，即没有突变，就选择西妥昔单抗；如果有突变，就只能选择抗血管生成药物（一般先选择贝伐珠单抗）。其中有个别特例，比如 BRAF V600E 突变的，可以选择一个抑制 BRAF 基因的药物（如达拉非尼），再加上西妥昔单抗，当然这就比较麻烦和昂贵了，一般作为二线治疗。有些药物是先选择一个最先使用的（一线治疗），观察到耐药了再选择其他药物继续治疗（二线治疗），上面基本是按照由一线到二线排列的。

二、西妥昔单抗的主要副作用

1. 皮肤毒性

皮肤反应是西妥昔单抗特异性的不良反应，与药物的作用机制有关。具体的皮肤反应包括痤疮样皮疹、皮肤瘙痒、皮肤干燥、皲裂、甲沟炎（图 8-2）。患者可能在头部、脸部、前胸和后背等部位发生皮疹，皮疹的发生率较高，但一般为

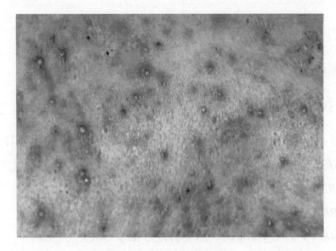

图 8-2　西妥昔单抗的皮肤痤疮样皮疹一例（背部）

轻中度，少数为重度。皮肤反应一般出现在开始治疗后 3 周内，但皮疹是可逆的，在治疗结束后可以消退，也不会留后遗症。

如果在使用过程中出现重度皮肤反应，要暂时停用西妥昔单抗，等皮肤反应减轻到 2 级及 2 级以下才能重新开始进行治疗。而有研究表明，痤疮样皮疹是西妥昔单抗辅助化疗有效的指标之一，有时候皮疹越重治疗效果越好。有以下三个方面需要注意：

（1）温和清洁

● 洗澡洗脸时，水温不宜过高（≤ 40℃），避免用力揉搓。

● 尽量避免使用含有皂基的肥皂 / 香皂清洁皮肤。

● 推荐氨基酸类温和洗面奶，每晚 1 次。

（2）清洁后及时护肤

● 面部、颈前和后背等相对油脂分泌多的区域选择质地轻薄的乳液，每天 2 次。

● 四肢伸侧和手足等皮肤易干燥的部位，选择质地厚重的霜或乳膏，每天 2 次。

● 建议选择不含乙醇，含有神经酰胺或其他生理性脂质的医学护肤品。

（3）做好防晒以预防皮疹的出现和加重

● 外出时注意物理遮挡，尽量避免在正午时段长时间的户外活动；

● 建议出门前 30 分钟再涂抹保湿霜，然后涂抹防晒霜。

也有人对此做了总结，就是"一个中心、三个基本点"，就是以防晒 + 保湿为中心，局部使用抗生素、局部外用激素和口服抗生素为三个基本点，但具体药物种类和剂量一定要听从医生的建议，自己不要盲目用药。

2. 过敏反应

西妥昔单抗在输液时有发生超敏反应的可能，如发热、寒战、恶心、皮疹、呼吸困难等。因此在用药之前一定要应用抗组胺的药物治疗。

三、贝伐珠单抗的副作用

1. 高血压

当贝伐珠单抗抑制血管内皮生长因子（VEGF）的活性时，还会使血管收缩，从而导致血压升高。在使用贝伐珠单抗的患者中有超过一半的患者会有血压升高，所以要常规进行血压监测。但值得庆幸的是，贝伐珠单抗引起的高血压是可控可治疗的。临床研究表明，出现高血压后，89%的患者仍能持续贝伐珠单抗的治疗，只有4%的患者需停药。对于有高血压病史的患者，在治疗前，应该对血压给予严格控制。治疗中出现高血压的患者可以根据具体情况采用标准的抗高血压药物治疗（具体药物要由心脏内科医生决定），大都能有效地控制血压，生活中应低盐、低脂饮食。

若患者发生2级以上的高血压（收缩压高于160mmHg和/或舒张压高于100mmHg），且降压药暂不能控制，则应暂停贝伐珠单抗并给予降压治疗，直至血压恢复至可控状态，如果高血压经过治疗1个月仍未得到控制（收缩压低于160mmHg和/或舒张压低于100mmHg）或出现高血压危象或高血压脑病，则需停用贝伐珠单抗。

2. 出血倾向

临床常见使用贝伐珠单抗引起的出血事件有皮肤黏膜出血、鼻出血、消化道出血、肺出血及脑出血等。出血的高危人群包括长期或大剂量使用抗风湿/抗炎药物治疗或抗凝治疗的患者、原发病灶比较大且该病灶接受过放射治疗的患者、既往具有动脉硬化症病史的患者、具有消化性溃疡的患者及近期瘤块中有出血征象的患者，在上述患者中使用抗血管生成药物时应持谨慎态度。

用药过程中发生1级出血事件，无需调整抗血管生成药物剂量，如少量鼻衄及咯血的患者可以不用处理，也可以鼻腔内涂或口服三七粉、云南白药等；发生

2级出血事件，如需要治疗的鼻衄或肠道出血，需暂停治疗并积极止血后可以考虑继续使用抗血管药物；发生≥3级出血事件，如需要输血或介入性治疗，甚至危及生命的肠道出血，应该永久停用贝伐珠单抗。

另外，手术前28天之内，以及手术后28天之内，不能使用贝伐珠单抗，否则不但容易手术野出血，而且导致吻合口和伤口难以愈合。

3．蛋白尿

除了高血压之外，蛋白尿也是一种与贝伐珠单抗作用机制相关的副作用。贝伐珠单抗是通过抑制肿瘤血管的新生和再生来起到抗癌效果的，当它在抑制VEGF活性时，会破坏肾小球滤过屏障，引发蛋白尿。按严重程度来分，蛋白尿可划分为4个等级，从1到4级依次为临床无症状、一过性、微量蛋白尿和肾病综合征，其中临床无症状的患者较为多见，而肾病综合征较为罕见。但实际上，仅3%出现蛋白尿的患者需永久停用贝伐珠单抗，因此出现蛋白尿的现象也是可控的。

用药前应进行尿蛋白的检测（24小时尿蛋白定量）：尿蛋白水平在≥2g/24h，推迟抗血管生成药物治疗，直至尿蛋白水平恢复到< 2g/24h。用药过程中出现蛋白尿后，根据尿蛋白的情况调整药物的使用：尿蛋白1 +到3 +或24小时尿蛋白< 2g，按照预定方案继续给抗血管生成药物；尿蛋白4 +或24小时尿蛋白≥2g，暂停本次给药计划，推迟给药直到24小时尿蛋白< 2g；4级蛋白尿（肾病综合征），则永久性停药。患者在终止贝伐珠单抗治疗后，应每3个月检测24小时尿蛋白，直至24小时尿蛋白< 1g。

4．血栓栓塞事件

贝伐珠单抗的一些副作用尽管发生率不高，但对患者的危害程度不容小觑，血栓栓塞性疾病就是其中一种。与贝伐珠单抗相关的静脉血栓栓塞的发生率为1%～8%。贝伐珠单抗引起的血栓栓塞事件与抑制VEGF导致的内皮细胞正常功能紊乱有关，它抑制VEGF后促进了血小板的聚集，从而导致血栓栓塞。在临床上，最常见的动脉血栓事件是心脑血管事件，而静脉血栓事件包括深静脉血栓和肺血栓。

用药前要识别血栓的高危人群：有动脉或静脉血栓栓塞史；糖尿病或年龄> 65岁以及易发血管病（如有心脏支架植入史）患者；接受抗血管生成药物与化疗联合治疗的患者。对于高危患者要慎用贝伐珠单抗，并严密观察。

用药过程中要针对不同性质的血栓采取不同的策略。

（1）动脉血栓栓塞事件（ATE），也就是心脑血管事件：一旦出现任何级别的血栓，急性期应中止贝伐珠单抗治疗；近期发生过 ATE 的患者，至少在 ATE 发生后 6 个月内不能使用贝伐珠单抗治疗，开始贝伐珠单抗治疗前应确定患者处于稳定状态或无症状。必要时请专科医生会诊。

（2）静脉血栓栓塞事件（VTE）：对于出现 ≤ 3 级 VTE 的患者，在开始低分子肝素抗凝治疗后可恢复药物治疗；4 级静脉血栓栓塞发生或抗凝治疗后复发性或难治性血栓栓塞的患者，应终止药物治疗。

5. 伤口愈合综合征

另外，贝伐珠单抗还可能产生伤口愈合综合征（大手术前、后 28 天内不使用贝伐珠单抗）、胃肠外瘘管形成、可逆性后部白质脑病综合征等。

同时大家要知道，只要有适应证，化疗药和靶向药物该用就用，医生对药物的副作用要有经验，要重视，任何药物都是有副作用的，不可能因为有副作用的可能性就不用药了。

第六节 系统治疗中的免疫治疗

2018 年 10 月 1 日，诺贝尔生理学或医学奖颁发给了来自得克萨斯大学的 James P·Allison 教授和日本京都大学的 Tasuku Honjo 教授，以表彰他们发现了抑制免疫负向调控在肿瘤治疗上的作用。通过他们的研究，确立了一种全新的肿瘤治疗方法——"免疫检查点疗法"，为癌症治疗带来了革命性的进展，并且从根本上改变了我们看待癌症治疗的方式（具体见第一章第四节）。近年来，以 PD-1 抑制剂为代表的"免疫检查点疗法"备受各界瞩目。

但是，这种"免疫检查点抑制剂"只对具有某些特征的结直肠癌患者有效，而且是有特效。对不具备用药特征的患者并不提倡使用，因为疗效有限，而且免疫治疗也有一定的副作用。目前主要的用药特征是 MSI-H，在美国已经批准了 TMB 也作为适应证。对于 MSI-H 等有适应证的患者（详见第五章第二节），目前的研究表明只单独使用免疫药物（PD-1 药物），就能使 95% 的患者肿瘤明显缩小，其中 60% ~ 80% 的患者肿瘤完全消失，所以在术前使用有可能避免手术，至少可以提高手术的治疗效果。免疫治疗的副作用看起来很多，但是发生率并不高，相比化疗药物好得多。临床上比较严重的、受到重视的副作用有以下几种。

1. 细胞因子风暴

细胞因子风暴，其实就是一种猛烈的免疫反应或者说是炎症反应。在 PD-1 药物作用下，免疫细胞与癌细胞激烈"交火"，细胞因子就是免疫细胞发射的"子弹"之一，主要包括白介素 6、白介素 8、白介素 10 以及白介素 1 以及干扰素 α 等。如果细胞因子太多，就可能伤及自身正常器官。

细胞因子风暴在肺脏表现为肺间质损伤和肺结节病，免疫性肺炎主要表现为呼吸困难、咳嗽、发热或胸痛，偶尔会发生缺氧且会快速恶化以致呼吸衰竭，但也有 1/3 患者无任何症状，仅有影像学异常，因此要特别注意免疫相关性肺炎与其他感染或肿瘤进展相鉴别。细胞因子风暴还可以导致 严重的乏力、全身肌肉关节疼痛、皮疹、脑病，同时伴有高热、心率快、血压低，甚至昏迷致命。治疗上在抗生素的保驾护航下，给予大剂量激素和白介素抗体。

2. 消化系统毒性

免疫治疗引起的消化系统毒性主要包括肝脏毒性、急性胰腺炎、食管炎、胃炎、十二指肠炎、小肠炎、结肠炎和胆管炎。

肝脏毒性主要表现为谷丙转氨酶（ALT）和 / 或天冬氨酸氨基转移酶（AST）的升高，伴或不伴胆红素的升高。目前对于急性胰腺炎的毒副作用报道的比较少，建议对于出现 3~4 级胰腺毒性，如淀粉酶 / 脂肪酶升高至＞3 倍正常值上限，和 / 或放射学异常，和 / 或中度腹痛或呕吐及血流动力学不稳定时，予以类固醇激素治疗及专科治疗。

需要说明一点，一个药物有副作用，不是说一定会发生副作用，任何副作用都有一个发生概率，医生会衡量药物的治疗价值和可能副作用之间的关系，还要衡量患者的各种情况，综合决定用什么药物。一个药物只要有适应证、目前没有禁忌证就该使用，不能因为有可能发生副作用就把该用的药抛弃不用。

在本章的最后，想给广大患者朋友说明一点，药物治疗（包括化疗药、靶向药及免疫药）是内科的范畴，一般是肿瘤内科或消化内科。肿瘤的药物治疗并不是简单地注射药物，还包括选择合适的剂量、治疗前怎样对患者进行准备和支持、治疗后怎样使用辅助药物降低患者的不适感，以及怎样保护骨髓尽量完成治疗，都是需要专业知识和丰富临床经验的。所以建议患者手术前后按照内科医生的建议选择适合自己的治疗方案。

顾名思义，放疗就是放射治疗，利用高能射线来杀死肿瘤细胞。高能射线杀死肿瘤细胞的原理比较复杂，可以简单理解为高能射线打断了肿瘤细胞的 DNA 双链，并产生氧自由基，从而使肿瘤细胞死亡。而人体正常细胞对高能放射线的耐受能力比肿瘤细胞高一些，所以达到杀死肿瘤细胞的剂量而小于正常细胞的耐受剂量非常重要。对于直肠癌，放疗是经常使用的术前、术后以及复发的治疗手段。放疗一般不在结肠癌中应用，有两个原因：一是因为腹腔内的小肠对放射线非常敏感，有可能肿瘤细胞还没死亡，小肠就先穿孔了；二是结肠的蠕动导致病灶活动范围较大，放射线照射不容易准确。

第一节　外照射放射治疗的应用

外照射放射治疗是最常用的放疗技术，它通过身体外面的机器发射放射线，射线通过皮肤和身体内组织到达肿瘤。放射线往往是从多个角度和方向射向肿瘤，聚焦于肿瘤部位，也有以肿瘤为中心，围绕着肿瘤拉弧进行照射，这样有助于减少放射线对健康组织的损伤。

对于局部病灶较大，计划缩小病灶后手术的患者，如果决定把放疗加入系统治疗方案中，那肯定是术前应用放疗的效果要好于术后应用，这就需要术前依靠盆腔磁共振等对病灶的侵犯深度等有比较准确的评估。至于哪些情况下需要术前放疗，各个国家的指南不太一样，总的来说如果病灶位于中下段时，局部病灶是

T3c ~ T4（穿透了肠壁浆膜层），环周切缘（CRM）是阳性，神经脉管侵犯（EMVI）是阳性，盆腔直肠系膜之外的淋巴结有转移时，就要考虑术前放疗了。另一种情况是局部病灶是 T3a 或 T3b（侵犯穿透肌层），手术无法保肛的患者，保肛意愿强烈时，可先行术前放疗和化疗使病灶缩小，提高保肛概率（具体见第六章）。

对于术后复发，或者某些肺转移、骨转移患者，也有放疗的用武之地。

第二节　放疗的具体技术

具体放疗技术，各个医院水平差距很大，目前主要有以下技术。

1. 三维适形技术（3DCRT）

三维适形技术是指通过一定的手段（如治疗过程中使用多叶光栅），调整放射线束的三维形状，使它与病变靶区形状一致。这种放疗技术虽然在适形度上满足了肿瘤治疗的标准，且具有治疗相对便宜的优点，但肿瘤体内剂量的均匀性并不理想，而且无法保护嵌入肿瘤内或被肿瘤包绕的正常器官，容易造成一些正常器官的不必要照射。

2. 调强放射治疗技术（IMRT）

调强放射治疗技术除了完全具备适形放疗的优点外，也可实现照射野内的剂量强度调节。这一技术可以大幅度地降低周围正常组织所受的剂量，降低正常组织并发症的概率，减少治疗后的副作用。且治疗时间较三维适形减少，通常需15 ~ 20 分钟。

3. 容积旋转调强技术（VMAT）

容积旋转调强技术是一种先进的 IMRT 技术。该技术可在 360° 单弧或多弧设定的任何角度范围内对肿瘤进行旋转照射，比传统治疗方式照射范围更大、更灵活、更精准。相比于 IMRT 技术，完成一次 VMAT 治疗只需要 2 ~ 6 分钟，大幅缩短了患者的治疗时间，同时该技术通过调节加速器内的多叶光栅以及各个角度的机架旋转速度，不仅让放射线随着肿瘤厚度调弱、增强，还能考虑肿瘤体积各部位的厚薄不同，给予最适合的放射线强度。

4. 立体定向放射治疗技术（SBRT）

立体定向放射治疗技术是指利用单次高剂量的放疗，通过短短几次照射即能达到根治性剂量以消灭肿瘤。它最大的特点就是分次剂量大，治疗的天数短。

5. 螺旋断层放射治疗技术（TOMO）

螺旋断层放射治疗技术是目前世界上唯一采用螺旋 CT 扫描方式治疗癌症的方法（图 9-1）。它能对恶性肿瘤进行高效、精准、安全的断层放射治疗。其优势在于拥有高度适形的剂量分布，并发症的发生率更低；在治疗过程中确保优异的剂量分布，每次能得以精确实现；尤其在大范围、多发转移以及复杂肿瘤的治疗上拥有传统加速器无法比拟的优势。

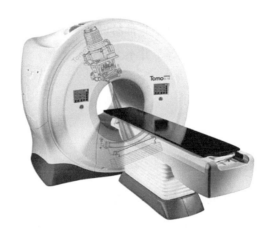

图 9-1　TOMO 设备是用螺旋 CT 扫描方式治疗癌症的放疗设备

6. 质子加速器

质子加速器提供的质子束有突出的优点。质子束在人体中的能量衰减，形成一个峰值（通常称为 Bragg 峰），随着肿瘤深度剂量急速下降到零。这种 Bragg 峰的优良剂量分布促使射线能量集中在癌细胞处释放，而在肿瘤后方的正常组织只受到 $1/3 \sim 1/2$ 的峰值剂量，基本不受到伤害，从而保护正常组织。质子束治疗是将峰值部分对准肿瘤病灶处，肿瘤处受到最大的照射剂量。这种物理特性和生物学特性决定了质子束治疗比电子线、伽马射线和 X 射线要好。

7. 重离子加速器

重离子使用更大的粒子，如碳离子，其与质子治疗类似，也会在体内形成一个 Bragg 峰。相比质子，其优点是线性能量密度、相对生物效应和氧增比都优于质子，而且剂量分布优势（Bragg 峰）更为显著，所以辐射能量可更多地传递给恶性肿瘤细胞，相比其他类型的射线对肿瘤细胞更具有杀伤力。目前认为该方法对于颌面部以及中央型肺部等随着呼吸活动度不大的肿瘤有比较好的效果，费用比较昂贵和医保不报销是其缺点。

说了这么多专业的放疗方法，并不是让患者和家属都能理解，只是想给患者和家属说明，放疗是很大程度是依靠设备的，不同医院之间的"放疗"和"放疗"不一样。放疗不像化疗等药物治疗，只要药物相同还有水平相似的可能，如果医院的放疗设备不一样，那么放疗水平就完全不同了。想要放疗效果好，还是要找有放疗规模和实力的医院。只是非常昂贵的质子加速器和重离子加速器，对于空腔脏器（食管、胃、结直肠等）并不太合适。

第三节　放疗基本流程

放射治疗的过程包括放疗前的准备以及放射治疗的实施。放疗前需要进行一个全身的评估（CT 或者 MRI），再由医生制定放疗计划，同时进行体模的制作。放射治疗实施首先是患者到放疗机房按照特殊的体位要求，在治疗床上摆好体位，操作员进行体模固定，然后再由技术员操作放疗设备进行治疗，治疗结束之后再解除体模的固定。体模主要是为了固定患者体位，保证每次治疗时患者体位的重复性，才能让射线打靶时瞄准肿瘤。

另外，放疗都是按照剂量分割的，也就是一周治疗 5 天，一般在周一到周五，周六周天休息。连续治疗会造成正常组织的损伤，要给正常组织进行修复的时间，治疗 5 天休息 2 天的治疗效果反而要比连续治疗效果好。放疗一共要进行十几次到二十几次，也有时候要超过 30 次。每次时间几分钟到十几分钟。

第四节　放疗的并发症

一、局部损伤

1. 放射性皮炎

放射初期可见皮肤发红、发痒，类似日晒性皮炎改变；放射中期皮肤色素沉着，变厚粗糙，毛孔粗黑；放射后期局部皮肤浮肿；但一般严重的反应很少出现。

对于放射性皮炎，可以在肛门周围及会阴部皮肤，放疗前涂抹三乙醇胺乳膏（比亚芬），放疗前抹一次即可。如果皮肤反应较重，可以用黄连和黄柏各 30 克（免煮颗粒），溶于 100 毫升水中，涂抹皮肤，效果较好。

2. 放射性肠炎

由于直肠癌是腹部放疗，在放射中后期患者可感到腹部下坠或腹泻。这是由于肠道在放射线损伤下，出现黏膜充血、水肿所致；但一般严重的反应很少出现。

对于放射性肠炎，如果患者出现腹部下坠，建议用花椒水热水坐浴，每天两次，每次半小时，将臀部全部浸在水中，可以有效缓解腹部下坠。如果出现腹泻，可以用蒙脱石散，一次 2 包，一天三次。如果腹泻仍严重，可以服用肠炎宁、正露丸，效果不错。如果腹泻一天 20 余次，可以用洛哌丁胺。另外静脉输注白蛋白，也可以有效缓解腹部下坠和腹泻。

3. 软组织纤维化

在放射后期出现，常表现为局部组织变硬，失去正常组织的弹性。

二、全身不良反应

1. 消化道反应

放疗初期患者常出现口干、大便干燥；在放疗中、后期，患者可发生食欲减退、恶心、呕吐。

对于大便干燥，推荐患者口服麻仁丸等。对于后期的食欲减退，可以选择一些清淡且高蛋白的饮食。

2. 骨髓抑制

多发生在放疗后期，表现为全身乏力，血液学检查发现白细胞（WBC）总数下降。

骨髓抑制并不多见，可以服用炖甲鱼汤、鸽子汤、黄芪、党参等补血补气的食物，如果白细胞、血小板下降明显，还是要用升白针等西药治疗。

本章重点描述了直肠癌的放疗，目前放疗在直肠癌的术前治疗中应用较多。在放疗水平较高的医院，术前放疗对直肠癌的缩小和降期作用还是挺明显的，有70%~80%患者能达到降期的目的。放疗后手术要求至少六周以后才能进行，甚至间隔12周都是可以的，期间可以进行化疗。在手术前一定要进行磁共振和肠镜复查，如果完全退缩，执行手术还是"等待并观察"，需要给患者和家属说明利弊（见第六章第四节）。

第一节　结直肠癌的治愈率

医学上对癌症是不讲治愈率的，而是讲"五年生存率"或"十年生存率"，这个词对医生来讲，是指五年时有百分之多少的患者能存活，五年以后该病再复发的概率就很低了。但是对于老百姓来讲就有点吓人了，老百姓总是从字面上把"五年生存率"理解为"生存到五年的概率"，也就是"有百分之多少的人能活到五年，五年后这些人就活不成了"！于是，还不如把标题叫作"治愈率"更符合大众对"生存率"应有的理解，因为五年后虽然结直肠癌仍有复发转移的概率，但是已经很低了。

治愈率对于某一种癌来讲，只是一个大概的平均数。没有谁能收集全世界的癌症患者数据，医院不同甚至医生不同，相信结果也有差距。由于大多数癌症的治愈率是一个概率，是对既往大量数据的汇总，并没有办法预测某个人未来到底是在概率里面还是概率外面，所以医生也没办法确定某一个患者是能治愈还是不能治愈。除非这个病的治愈率是100%，然而大家知道除了"原位癌"，其他癌症分期是没有100%治愈率的。所以笔者对于患者家属经常提问的"患者以后能不能治愈"，或者是"能活多久"的问题，从来不做预测。科学的回答应该是"这种情况既往数据治愈的概率是百分之多少"，或者回答"这种情况既往数据是经过治疗有百分之多少的患者能活过1年，有百分之多少的患者能活过3年，又有百分之多少的患者能活过5年，5年以后基本上算是治愈了"。

笔者这里引用一些数据，来探讨结直肠癌的治愈率。首先需要说明的是，发病时候的病情严重程度，也就是癌症的"病期"，对治愈率影响最大。另外，病理类型、基因特征、患病年龄、治疗过程等也有一定影响。大多数论文是将结肠癌和直肠癌一起统计的，所以我们也无法分开。

这里参考一篇PMID编号（国际医学文献库Pubmed的文章编号）为33820397的论文，是同属于亚洲人种的韩国研究人员统计的，其他国家数据也相差不大。该研究共统计了2011至2014年的71 513名结直肠癌患者，结论见表10-1。

表 10-1　Pubmed 中 PMID 编号为 33820397 论文中的生存率图表

分期	病人总数	1 年生存率	3 年生存率	5 年生存率
Ⅰ	15 748	98.2（98.0～95.7）	95.4（95.1～95.7）	91.9（91.3～92.6）
Ⅱ	20 772	95.9（95.6～96.2）	89.2（88.7～89.6）	82.8（82.1～83.5）
Ⅲ	25 456	82.3（81.8～82.8）	82.3（81.8～82.8）	73.8（73.1～74.6）
Ⅳ	9 249	76.1（75.2～77.0）	42.9（41.8～44.0）	30.4（29.1～31.7）

这里对图表的内容解释一下：比如Ⅰ期结直肠癌1、3、5年的生存率为98.2%、95.4%、91.9%，大家可以理解为Ⅰ期结直肠癌治愈率是91.9%。同样，Ⅱ期治愈率是82.8%；Ⅲ期是73.8%；Ⅳ期患者有76.1%的人活过了1年，有42.9%的人活过了3年，有30.4%的人活过了5年（可以理解为有30.4%的Ⅳ期患者可以治愈，但是Ⅳ期包括各种转移，转移位置和程度不同治愈率不同。肝、肺甚至腹腔广泛转移的患者肯定比单一转移的患者治愈率要差得多）。也就是说，100个Ⅰ期的结直肠癌患者中，有8.1个人没有活过5年，100个Ⅳ期的结直肠癌患者中，反而有30.4个人活过了5年。所以专业医生从来不对某个具体的患者做预测，因为目前科学分不清某个人未来会落在概率的哪一边。笔者用的只是一篇文章中非常笼统的数据，大家可以大概这样理解。实际上，不同的医疗机构会有一定差别。近几年，随着新的免疫治疗对于大约10%的结直肠癌非常有效，相信这个数据会有所提升。

第二节　结直肠癌治疗后的一些问题

癌症患者在治疗结束、体内没有影像上可见的病灶后，都需要进行随访。随访的意义在于尽早发现癌症的复发或者转移，只要发现得早，很多时候医生还是有办法再次将癌症根治的。另外，手术后也有很多相关并发症，比如切口疝或者造瘘口疝、肠道功能紊乱、肛门功能不良等，甚至有研究表明结直肠癌术后有高达 23% 的患者会患抑郁症，这些都需要通过随访复诊，尽早发现和改善。

建议随访复诊在固定的医生，也就是患者的主治医生那里进行，因为医患信任和医生对患者的病情了解非常重要。如果患者不仅进行了手术，还经历了化疗和放疗，那么作为随访医生就需要了解手术、放疗和化疗等方法的特点和长期副作用。一个好的随访医生，还要了解患者的家庭成员和家庭关系、患者家庭的医疗负担，要有耐心解答患者的问题，以及解决患者存在的心理问题。

每个患者在结束治疗后，都应该收到一份"随访指南"，里面包括随访的时间、医生的门诊时间、随访的内容、需要携带的资料等。这里特别提醒一下患者朋友，复诊的时候见医生，一定要带上全套的病历复印件、每次复查的片子和结果，有心的患者会把每次的片子和结果标记好日期，免得医生一张一张拿出来找。不要以为患者和家属能记得医生，医生也应该记得患者的每一个医疗细节。医生可能看患者的脸是认识的，是什么病是记得的，但是手术、用药、病理结果这些细节就不可能都记住了。患者可能一辈子就做这么一次大手术，而医生每年要接诊二三百个患者，时间一长肯定就记不清了，所以不要认为医生记不住就是医生不负责，也不要在门诊复查时考验医生的记性。

结直肠癌患者在康复过程中可能遇到以下情况。

1. 排便问题（主要指直肠癌术后）

如果是手术切除了部分直肠，再进行了吻合，那么手术以后经常会遇到一些肠道方面的问题，因人而异，也无法预估。大体有以下排便问题：

- 大便储存能力减弱，有便意就急需大便
- 感觉肠道蠕动增加，放屁增多
- 一次大便不能排净，需要连续几次大便
- 大便不成形甚至呈水状
- 肠道运动不规则，大便时间不可预测
- 大便难以控制（甚至大便失禁）

上述这些症状基本是由于直肠被切除了，短期内人体丧失了直肠对大便的储存和感知能力导致的，也有肠道菌群失调等原因。这些症状统称为"直肠低位切除综合征"，有一些药物可以试着使用一下，比如对于水样便或者造瘘口流出量太大且稀的患者，可以口服洛哌丁胺（商品名为"易蒙停"）。同时加强提肛运动锻炼，有些医院的康复科有"盆底功能训练室"，可以尝试。另外，寻找适合患者的饮食方式（对于大便不成形者可以使用高纤维素膳食粉）等，有些患者补充益生菌和益生元会有一定疗效。

重要的是，随着时间的推移，肠道的代偿，慢慢地肠道会再次具备一定的直肠功能，一般在半年到一年后，会有比较明显的好转，患者要放松心情，不要着急和焦虑。

2. 化疗导致的末梢神经损伤问题

化疗药奥沙利铂会引起末梢神经损伤，症状包括手指和脚趾的麻木、抽筋、刺痛或疼痛。用药期间以及恢复期，要在生活中避免手脚接触凉的东西，无论夏天还是冬天，都戴上手套，睡觉穿袜子。药物度洛西汀（原本是抗抑郁药，但是有改善末梢神经损伤的作用）有一定作用，剂量为每次 60mg，每天一次，一般使用 4~5 周。卡培他滨有可能引起手足皮肤损害（手足综合征），要避免手足皮肤摩擦及损伤，可以用维生素 B_6 等药物缓解。

3. 造瘘口的护理

有终身造瘘口的患者千万不要悲观失望，有造瘘口也可以活得非常精彩和有生活质量。有论文研究表明，对于有造瘘口的人群，在半年到一年以后，当熟悉了照料自己的造瘘口后，患者的生活质量是和正常人没有区别的。

大医院有专门"造口护理门诊"和"造口护理师"（图 10-1），如果有造口的问题可以先去找他们，也可以

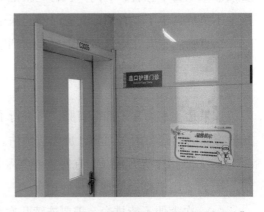

图 10-1　**很多大医院都有"造口护理门诊"**

咨询他们有哪些生活中注意的地方，有哪些运动可以参加，这些护理师们在造口护理方面的经验往往比医生还丰富。

4. 其他并发症

其他并发症有如盆腔放疗引起的女性阴道狭窄和缩短，影响今后的性生活。

对于仍有性需要的患者应该在治疗结束后尽早使用阴道扩张器。盆腔放疗引起的卵巢功能衰退会引起更年期症状，可以用激素替代疗法。同样，盆腔放疗或卵巢功能衰退会导致骨质疏松，需要检测骨密度并治疗。

5. 免疫力的问题

人体正常情况下每天都会有 5 000 ~ 10 000 个癌细胞产生，之所以大多数人不得癌症，是因为人体有良好的免疫力，人体依靠良好的免疫力就可以杀灭刚刚诞生的癌细胞。癌症患者之所以能产生癌症，一定程度上可以说是有免疫力问题的。治疗完成后，有必要长期调整提高患者的免疫力。

Complementary and alternative therapies

Complementary and alternative therapies may help with side effects and improve comfort and well-being during and after cancer treatment. Some of these practices and products include:

Acupuncture
Dietary supplements
Eastern medicine
Medical marijuana
Herbal teas and preparations
Homeopathy
Hypnosis
Meditation
Reiki
Yoga
Massage therapy

图 10-2 《NCCN 直肠癌患者指南（2022 版）》中的康复方法

这个方面西医似乎没有特别好的方法，就连美国的《国家癌症网络组织（NCCN）直肠癌患者指南》中也提倡可以用中医来进行术后的康复治疗。美国的患者指南中建议癌症患者可以尝试的方法五花八门，同时也强调需要在医生的指导下尝试。图 10-2 就是《NCCN 直肠癌患者指南（2022 版）》中的康复方法列表，翻译内容是：康复期患者的补充和替代治疗可以帮助减少癌症治疗后的副作用，提高舒适度和幸福感。包括以下方法和产品：针灸、膳食补充、东方医学、医用大麻（在我国可以理解为医用止痛药）、草本茶和预制剂、顺势疗法（西医里的一些天然药物疗法）、催眠疗法（可以理解为心理治疗）、冥想、灵气治疗（气场治疗）、瑜伽、按摩治疗等。

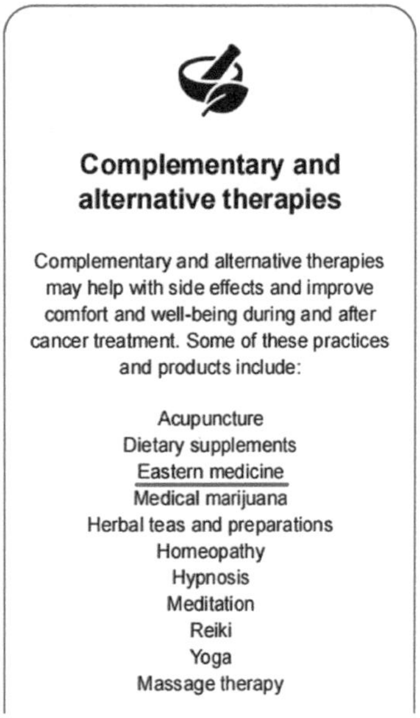

第三节 随访的安排

除了发现和解决上面的问题，随访主要还是尽早发现结直肠癌的复发和转移。结直肠癌在切除部位或附近区域再次生长出来叫作"复发"，结直肠癌在肝脏、肺脏、腹腔或其他器官生长出来叫作"转移"。

对于结直肠癌，吻合口复发问题可以通过肠镜发现，手术区域局部复发问题可以通过 CT 或磁共振发现，肺脏问题可以通过胸部 CT 发现，肝脏问题可以通过超声发现。由此，可以推断出结直肠癌术后复查需要做的检查项目。需要注意的是，盆腔磁共振是针对直肠癌的，结肠癌就没有必要做了。每种病期的结直肠癌复查要求是不同的，患者需要了解自己属于Ⅰ、Ⅱ、Ⅲ、Ⅳ期的哪一期。这里把结肠癌和直肠癌术后随访的要求列表提供给大家（表 10-2，10-3）。

表 10-2　各种病期下直肠癌的随访安排

患者类型	随访频率	随访内容
经肛局部切除	每 3 个月一次，共 2 年 然后每 6 个月一次，再 3 年	直肠镜
Ⅰ期	每 6 个月一次，共 5 年	肛门指诊
		血 CEA
		肝脏超声
	每年一次，共 5 年	盆腔增强 MRI
	术后 1 年内，然后 3 年，然后 5 年一次	结肠镜
Ⅱ期	每 3 个月一次，共 3 年 然后每 6 个月一次，再 2 年	肛门指诊
		血 CEA
		肝脏超声
	每年一次，共 5 年	盆腔增强 MRI
	术后 1 年内，然后 3 年，然后 5 年一次	结肠镜
Ⅲ期	每 3 个月一次，共 3 年 然后每 6 个月一次，再 2 年	肛门指诊
		血 CEA
		肝脏超声
		胸部 CT
	每年一次，共 5 年	盆腔增强 MRI
		胸腹增强 CT
	术后 1 年内，然后 3 年，然后 5 年一次	结肠镜
Ⅳ期	完全切除，体内无病灶情况下与Ⅲ期相同， 或者将胸腹 CT 和盆腔 MRI 改为半年一次	

表 10-3　各种病期下结肠癌的随访安排

患者类型	随访频率	随访内容
Ⅰ期	每 6 个月一次，共 5 年	肛门指诊 血 CEA 肝脏超声
	术后 1 年内，然后 3 年，然后 5 年一次	结肠镜
Ⅱ期	每 3 个月一次，共 3 年 然后每 6 个月一次，再 2 年	肛门指诊 血 CEA 肝脏超声
	术后 1 年内，然后 3 年，然后 5 年一次	结肠镜
Ⅲ期	每 3 个月一次，共 3 年 然后每 6 个月一次，再 2 年	肛门指诊 血 CEA 肝脏超声
	每年一次，共 5 年	胸部 CT 胸腹盆腔 CT
	术后 1 年内，然后 3 年，然后 5 年一次	结肠镜
Ⅳ期	完全切除，体内无病灶情况下与Ⅲ期相同， 或者将胸腹盆腔 CT 改为半年一次	

注：以上随访推荐根据《CSCO结直肠癌诊疗指南（2023版）》。医生可以根据患者的危险程度，缩短随访频率，以及将普通CT改为增强CT等。

扫码观看
专家视频讲解

第一节　一定要重视结直肠"腺瘤"

　　这里将预防结直肠癌的方法由重要到一般重要来梳理一下，首先引用一段《早期结直肠癌和癌前病变实验诊断技术中国专家共识（2021 版）》的原文："从病理类型看，我国结直肠癌患者中管状腺癌的比例 2010 至 2017 年间从 78.6% 上升至 93.4%""发病率最高的管状腺癌有比较明确的发展过程，大都经由腺瘤发展而来，由腺瘤—不典型增生—癌的演变过程大概要经过 10 ~ 15 年，这一时间窗为结直肠癌的预防和早期诊断提供了有利的时机，也使得结直肠癌成为为数不多的可以通过筛查降低发病率和病死率的恶性肿瘤"。

　　意思就是，如果能在结直肠管状腺瘤阶段发现并在肠镜下切除腺瘤，就可以避免 93.4% 的结直肠管状腺癌。怎样发现呢？每 5 ~ 10 年做一次肠镜。什么时候开始做呢？中国的专家共识是 50 岁开始，美国的专家共识是 45 岁开始。

　　腺瘤也是肠壁息肉的一种，息肉可以理解为过度生长的肠壁内膜，腺瘤被认为是癌前病变，可能会发展为结直肠癌，在我国 93.4% 的结直肠管状腺癌是由腺瘤发展来的。息肉有两种主要形状：有蒂和无柄。有蒂息肉呈蘑菇状，从结直肠壁突出，有一个茎和圆形的顶部；无柄息肉较扁平，没有柄（图 11-1）。无柄息肉通常比有柄息肉切除后复发率会高一些，所以要每 5 年做一次肠镜。

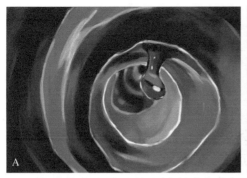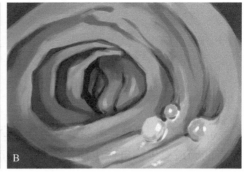

A. 有蒂息肉；B. 无柄息肉

图 11-1 **肠腺瘤的两种类型**

第二节 重视遗传因素

第二章介绍了遗传性结直肠癌，如果能够确定这种遗传状态肯定会发生结直肠癌（比如家族性腺瘤性息肉病，30 岁发生结直肠癌的概率高达 80%，50 岁基本为 100%），那么预防结直肠癌发生的方法只能是在发病前将结直肠切除（家族性腺瘤性息肉病的预防性结直肠切除术）。对于有家族聚集情况的人群，也可以通过增加查体肠镜的频率（将 5 年一次改为 3 年一次）、降低开始肠镜查体的年龄（40 岁开始）来做到切除腺瘤和早期发现直肠癌。

第三节 改变生活因素

对结直肠癌发生有影响的生活因素在第三章已经说过了，要努力改善列举出的生活不良因素。但是需要说明一点，这些生活因素，并不是说做到了就一定不会得病了，而是做到这些，发病率会有所降低。其中，比较重要的不良因素有加工肉或红肉摄入过多、吸烟、饮酒，比较重要的保护因素有运动、钙和维生素 D 的补充。

第四节　调整肠道菌群

在 2022 年 10 月，著名的《自然》杂志发表了一篇题目名称为《炎症性肠病患者的肠道微生物群产生遗传毒性代谢产物》的论文，Pubmed 网站 PMID 编号为 36302024。论文用翔实的证据鉴别出肠道微生物群中的某些炎症性菌群，这些菌群分泌一种"基因毒素"，导致肠道黏膜细胞的 DNA 损伤，与结直肠癌发生有直接关系。

近几年，关于人体肠道菌群与疾病之间的关系是全球的研究热点，仅肠道菌群与结直肠癌关系的研究，近十年的论文就有上百篇。在一篇编号为 PMID：25699023 的研究中显示，健康人和结直肠癌患者的肠道微生物存在显著差异：在结直肠癌患者中，厚壁菌群占肠道菌群约 63.46%，而在健康人群中只有 43.46%；相反，变形杆菌在健康人群的肠道菌群中占 60.35%，而在结直肠癌患者中只有 10.66%。另外一类在二者间差别很大的是梭杆菌，在结直肠癌患者群中是 10.58%，在健康人只有 0.03%，包括在腺瘤患者，菌群的改变都很明显。

这些研究表明，肠道菌群的不健康改变，很可能是导致结直肠腺瘤和结直肠癌发生的原因之一。因此，从预防结直肠癌以及其他一些疾病的角度，在疾病发生前对肠道菌群进行分析，并及时纠正不健康的肠道菌群，对预防疾病有特殊意义。

目前有些科研机构能够对肠道菌群进行分析，价格也不贵。如果发现肠道菌群有异常，可以通过益生菌和益生元调整。但是，由于肠道菌群和人体的复杂性，到底该怎样检测、诊断肠道菌群的异常，怎样才能有效纠正这种异常，还在不断探索中。

最后要说明一下，大多数结直肠癌的发病原因并不清楚，也不是通过某种方法可以完全避免发生的。一方面是保持良好的生活习惯，从饮食、运动、心理等方面保持健康，另一方面是重视查体，特别是肠镜检查，如果发现息肉及时切除，以及治疗慢性肠道炎性疾病，是可以减少结直肠癌发生率的。按时科学全面查体，发现早期结直肠癌仍是治愈结直肠癌的最好方法。

扫码观看
专家视频讲解

首先要恭喜每一位康复的结直肠癌患者，到这里已经治疗结束了，体内也没有可见的病灶了，也终于来到了本书的最后一章。

作为本书作者，回想自己二十多年来诊疗过的结直肠癌患者，排除那些有遗传因素的和特别晚期的，大多数患者能够在术后实现临床治愈，来门诊的时候总是带着阳光的心态和开心的笑脸，而且工作和生活都很不错。他们会把得意的生活照片、视频

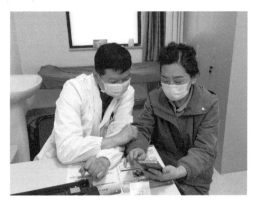

图 12-1　作者在门诊看患者给自己展示快乐的生活视频

主动给我看（图 12-1），主动和我聊起他们的孙子、他们的旅游。我发现，癌症诊疗后的主题不是复查，而是如何保持愉快的心情和开心地生活。

这并不是说复查不重要，但复查是三个月、半年甚至一年才一次的事情，远远不如平时的饮食、运动、心情来得重要。下面就说说康复期还要注意哪些问题。

一、列出近 5～10 年的查体计划，进行正规的查体

没有人规定得了结直肠癌就不会得别的癌了，更没有说患了结直肠癌，原发性高血压病、糖尿病、心肌梗死这些病就不重要了。关于查体计划的制定，在本书"怎样在早期发现结直肠癌"一章已有明确的表格（表 4-1），这个表格不仅是针对结直肠癌的，也是针对绝大多数慢性病的，大家查一下就知道自己在什么

年龄该进行哪些项目的查体了。健康查体往往是 1 年一次，作为结直肠癌患者治愈后的复查有 3 个月一次的，也有半年、一年一次的（具体在第十章），患者要统筹安排，尽量把健康查体和结直肠癌复查，能重合的合并一下，这样能减少检查，也可以减少往医院跑的次数。

二、饮食

在本书第三章中，介绍了有哪些食物和生活习惯与引起结直肠癌相关，这些因素同样和结直肠癌的复发、转移相关，生活中要尽量遵循。对于已经有结直肠癌病史和手术史的患者，更应该坚持健康的生活和饮食习惯，地中海饮食结构被认为是有助于减少肥胖、心脑血管疾病和癌症的（图 12-2），特点是多全谷物、杂粮、新鲜蔬菜水果，蛋奶，适量鱼类、海鲜、禽类，减少红肉和加工肉摄入。

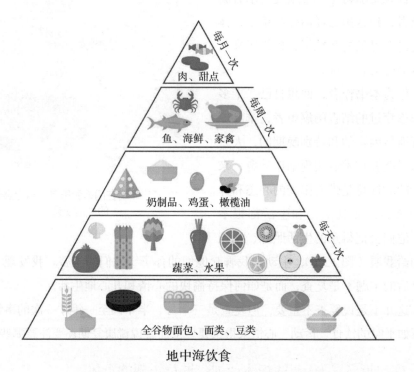

每月一次
肉、甜点

每周一次
鱼、海鲜、家禽

奶制品、鸡蛋、橄榄油

每天一次
蔬菜、水果

全谷物面包、面类、豆类

地中海饮食

图 12-2　地中海饮食结构被认为可以减少心脑血管疾病和癌症的发生

其实有些因素对所有癌症都是有影响的，比如肥胖、吸烟和酗酒、食用腌制食物以及发霉食物等，这些对于癌症患者，就更不提倡了。在长期与结直肠癌患者及家属打交道过程中，遇见了两种不太正确的观点：一个是"坚决杜绝"，就是说什么样的饮食不太好，比如红肉（红肉就是猪、牛、羊等哺乳动物的肉，对应的白肉是指鸡肉、鱼肉等禽类和鱼类的肉），或者是火锅或烧烤，哪怕是再想吃也一点都不敢碰，其实也没必要那么绝对，吃一些也无妨大局，只要不是太多就行，不要造成心理负担；再一个就是听信很多民间相传的癌症"发物"，包括鱼、鸡，甚至鸡蛋，都不敢碰，其实中医里的"发物"是针对某种特殊情况下的，比如过敏时鸡蛋、虾、蟹等可能加重皮肤瘙痒。无论西医还是中医，都提倡肿瘤患者要营养丰富、饮食均衡，并没有规定什么是癌症的"发物"。

三、运动

运动是康复过程中非常重要的一部分，不但能控制体重、增强免疫，还能减少心理压力，可谓一举多得。运动的形式并不固定，患者选择自己喜欢、容易坚持而又不容易造成膝关节损伤等副作用的运动即可。对于年龄大一些的患者，我国特有的太极拳、八段锦等有着非常好的适用性（图12-3）。运动的强度、时间和次数要与年龄和身体状况适宜。一般情况下，运动强度可以参考靶心率的概念，即40岁以下的可以用180减去年龄，40岁以上的可以用170减去年龄，运动时心率不超过这个数值即可。运动时间长度一般为30分钟到2小时。频度次数：最低一周3次，如果每次时间短，也可以一周3次到5次，总之专门用来运动的总时间在每周2~3小时即可。

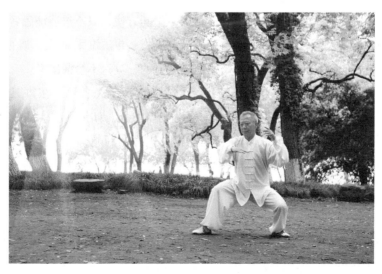

图12-3　我国特有的太极拳等是适合老年患者的运动方式

我们也可以不用心率来衡量，对于很多老年人，运动到微微出汗，第二天不累，也就是适当了。

四、阿司匹林和钙剂，以及中医中药

说实话，西医对于康复后的癌症患者并没有很多建议长期服用的药物，各种保健品的作用并不明确，有条件的可以吃一些，没条件或者不想吃，也完全可以不吃。有研究表明结直肠癌术后服用低剂量阿司匹林肠溶片和钙剂，对减少复发有一定效果，当然是要长期服用才能有效。已有研究表明，PIK3CA 基因突变的结直肠癌患者使用阿司匹林者能够显著延长总生存时间，但是这个基因突变的概率只有 3.5%。对于其他患者阿司匹林和钙剂的作用并不是非常明确，但是对于年龄超过 60 岁的人群，使用低剂量阿司匹林和钙剂，对心血管等很多方面都是有好处的。

中医中药是我国的特色，个人认为对于癌症康复期患者，中医的"扶正"理念还是有一定作用的。当然也没有研究证明是必须的，而是依据患者的身体情况、个人喜好和条件等，辨证论治，适当采用。

五、永久造瘘患者的康复期生活

其实永久造瘘或者叫"粪袋"，并没有老百姓想象中那么可怕。笔者早在 1998 年陪同一位来西安讲课的日本外科医生几天，这位五十多岁的医生演示手术、爬华山、品尝西安小吃，直到最后一天吃饭时给笔者说，他自己是一位直肠癌手术后五年，带着"造瘘袋"的患者。正常人也会去卫生间方便，只不过造瘘患者定时去卫生间不是蹲下来大便，而是戴上塑料手套清洁粪袋，再洗洗手而已。现在的造瘘袋是用黏性很好而且不过敏的材料紧密粘在皮肤上的，臭味不会漏出来。

现在大医院都有专门的"造口门诊"，永久造瘘的患者可以在每三个月或者半年的复诊时，顺便到造口门诊检查一下造瘘口情况。如果平时生活中有造瘘袋容易脱开、造瘘口瘙痒等问题，往往是操作和护理的问题，可以在造口门诊提出问题，经过指导后往往可以顺利解决。

六、心情，或者说是心态

其实，这一点虽然看不见、摸不着，但却是康复过程中最重要的，有四种心态绝对要不得。

1. 悲观失望型

这种人认为自己得了癌症，是绝症，死定了，每天都在心情抑郁中过日子。

这样的患者，显然是不了解本书的第十章"结直肠癌的治愈率和随访方案"，大部分手术患者都是Ⅱ期或者Ⅲ期，Ⅱ期治愈率是82.8%，Ⅲ期是73.8%。患者明明有百分之七八十的概率治愈，为什么要认为自己一定会落在那百分之二三十的概率里呢？所以，这是由于不了解结直肠癌这个病而导致的误解，一定要为患者消除这种误解，让患者有能够治愈的希望。

2. 过度焦虑型

有的患者明明病期不算很晚，也治疗结束了，非要整天满脑子想着自己得了结直肠癌的事。笔者在门诊的时候，就碰见一位患者是大学老教授，几乎每周都来门诊，拿着十几份英文的结直肠癌论文，来找医生讨论结直肠癌术后怎么治疗最好。我回答说："您老比我加上我的研究生都刻苦，哪还有时间娱乐和生活啊？"这位老教授回答："我整天都在研究这个，睡觉都在想这个事。"还见过几位患者，明明已经治疗结束了，各个方面都挺好，还要拿着病历跑遍全国专家，不断询问："我这个病到底还需要什么治疗？怎样才能不复发、转移？"

患者和家属要把专业的事情交给专业医生去干，手术、治疗都相信医生了，术后就不要太担心了。记住每次复诊的时间，带上该带的资料，记清楚医生给自己说的话，执行到位。其他时间，一概不要再想结直肠癌这个事情，把时间精力用在生活和工作，享受人生，才是应有的状态。当然，如果真得了焦虑症，影响生活，还是要去精神科就诊的。癌症患者治疗后这种精神疾病不在少数，有数据报道能达到23%。

3. 不管不顾型

有些患者是觉得这个病治疗过了就行了，好了坏了是老天爷的意思，复诊、生活调理都没用。有些是家属瞒着患者，家属自己也不学习，不了解癌症。于是真的就和阑尾炎手术后一样，从不复诊，也从不在乎一些不舒服。直到万一复发或转移了，而且症状很明显才来医院，那时病情已经很重了，医生也办法不多了。

4．心理失衡型

我见过一些患者，术后都已经四五年了，本来好好的，结果由于一个周围人的重大不幸，就整日里闷闷不乐。结果不出半年，癌症转移了，还有的患者又得了新的癌症。心情不好，尤其是长期的心情不好，确实会影响人的免疫力，进而影响癌症的预后。

一个人其实左右不了很多事情，年龄大了照顾好自己就是最重要的。照顾好自己最大的一个事情，就是照顾好自己的心情。不开心的事情，两三天后就别再想了。

总结上述四种类型的心态，是要我们不要过分重视癌症治疗后并没有发生的问题，有问题解决问题，不要整天操心。心态这个事情，宣教作用有限，主要是靠自己。

最后，"合理膳食、适量运动、戒烟限酒、心理平衡"被称为健康四大基石（图12-4），这是没错的。如果让我再加上一句，就是"说到做到，坚持才能有健康"。

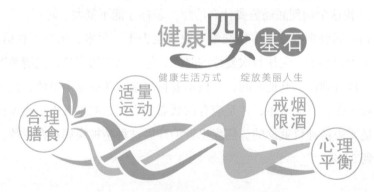

图12-4　健康四大基石，病友长期坚持

祝所有康复期的病友们在治疗结束后，能幸福地工作和生活，除了按时查体和遵照医嘱调理饮食和运动之外，心中再无"结直肠癌"这一牵挂，这样就达到了理想的康复状态。

后 记

一句"宇宙的尽头是铁岭"捧红了脱口秀。

但是我要说，宇宙的尽头不是铁岭，而是癌症。人都要去世的，去世其实并不可怕，过早的离世和痛苦才最可怕。我见过很多种死亡，可以负责任地说，癌症导致的死亡绝对是每个人最不愿意碰到的、最痛苦的死亡方式之一。

一直想给和我打了几十年交道的朋友们——结直肠癌患者及家属们写本书，目的只有一个，就是希望大家能对结直肠癌有个正确的认识，怎样少患病，怎样早发现，怎样治疗不走弯路，治愈了以后该怎样生活。当然，我说的并不是金科玉律，只不过是我几十年和患者及家属打交道，真心实意和他们沟通聊天，结合自己所学的专业知识，总结出来的大多数情况下患者及家属能够听懂，能够接受的一些观点。

常用的汉字并不多，把每一个字放到最适合的位置，表达一个故事或一个观点，这是文学家和专职作家该做的事情。我显然不算文学家，也没那个本事。能把晦涩难懂的医学知识讲得通俗易懂，我认为是我努力该做的，而文学家不一定有这个本事。

在此书中有三个科学观点，或者说基本常识，需要给大家说明：

第一，不能用身边的某一个例子来说明群体事实，其实就是我们常说的不能"以点概面"。我确实见过一个肝癌患者，病理都确诊了，由于八十多岁了，家属决定不治疗。结果回家半年后再来拍CT，病灶都没了！原因谁也说不清楚，但是不能说所有癌症不治疗都会好。而且可以肯定的是，不治疗会好的概率，比中彩票头奖的概率都小。我们看待一个治疗方法，也不能说一个病例就代表了全部，而应该看这个方法在治疗这种疾病的总体表现，而且总病例数越多，越能说明问题。所以本书中说的观点和方法，是通过研究证明对群体推荐的方法，并不能说对每个人都绝对合适。就像一辈子抽烟、喝酒、不运动的人，不一定会得癌症，但是从群体的角度来看，这样的人群得癌症的概率确实大一些，具体到某一个人却是无法做出绝对预测的。

第二，要接受科学的不成熟。我们不能用"科学已经这么发达了，怎么还是治不了这个病"来责备医生和科学工作者。事实上，搞科学的人都知道，科学不但不成熟，而且没有研究清楚的事情远比能说明白的事情多得多，不但在医学或者生命科学方面，在物理、化学、数学等各项科学都是这样。就拿疾病来说，能说清楚病因的疾病最多只有30%，大多数疾病（比如有广泛人群的高血压病、糖尿病等）是说不清病因的，病因都没有研究清楚也就不会有完美的彻底治愈方法。发现有一些有效的方法，努力去治疗，目前只能做这么多了。

第三，癌症是个大病，也是医学研究的热点，诊疗方法更新非常快，找对专家很重要。癌症不是一个病，而是分很多病种的，比如肺癌、胃癌等，总计有好几十种，常见的也有十多种，甚至某个病种也分好几种专科，比如肺癌也分外科、内科、放疗科等。千万不要以为哪个医生是看癌症的，那这个医生就应该什么癌症都擅长。由于癌症知识和治疗体系的复杂性，以及诊疗方法更新速度极快的特点，真正的癌症专家都会发展为只专注于一个癌种的某一方面的医生。所以很多人看病爱找熟人，其实在癌症方面，搞清楚自己的病期、找到适合的专家肯定比熟人要管用。当然，自己搞不清楚的情况下，找治疗癌症的医生咨询一下患者的病情，推荐一下具体的专家还是可以的。

在本书最后，愿老百姓不得癌症，万一得了癌症靠查体能早期发现，治好了继续开心地享受生活，这才是癌症该有的诊治状态。医生其实希望每一个患者不但能把病治好，还能每天开开心心地生活。这样，很多癌症就像阑尾炎一样，只是我们人生的一个小插曲罢了。

宋永春

2024 年 2 月 10 日